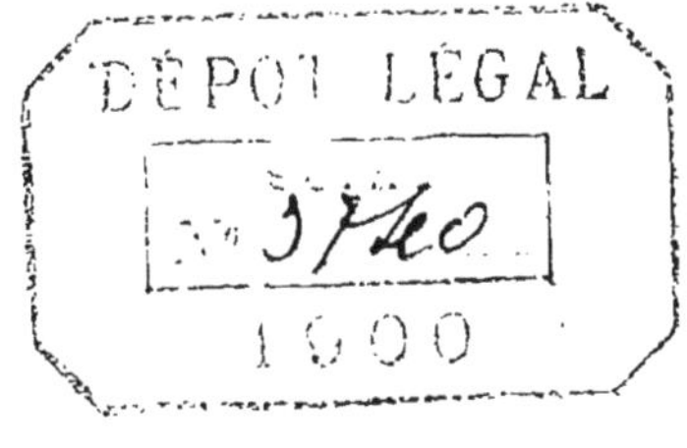

LA

CULTURE DU CORPS

AU POINT DE VUE DE LA SANTÉ

BIBLIOTHÈQUE NATIONALE
R.F.
IMPRIMÉS

AF474902

8° Tc
85

43 908. — PARIS, IMPRIMERIE LAHURE
9, rue de Fleurus, 9.

LA

CULTURE DU CORPS

AU POINT DE VUE DE LA SANTÉ

BIBLIOTHÈQUE NATIONALE
R.F.
IMPRIMÉS

Publié par la Maison

WILLIAMS & C°

1, Rue Caumartin, Paris

1901

Tous droits réservés.

TABLE DES MATIÈRES

BIBLIOTHÈQUE NATIONALE R.F. IMPRIMÉS

LA

CULTURE DU CORPS

AU POINT DE VUE DE LA SANTÉ

BIBLIOTHÈQUE NATIONALE R.F. IMPRIMÉS

CHAPITRE I

REMARQUES PRÉLIMINAIRES

Si notre titre n'y suffit, nous prévenons dès l'abord qu'il ne va s'agir ici ni du soulèvement de poids, ni de tours de force, ni de l'athlétisme en soi et pour soi, ni de l'émerveillement puéril devant biceps et mollet.

Notre objet est le bien-être du corps, son développement rationnel, la plénitude de vie en perspective, la santé reconquise si on l'a perdue, et maintenue si on la possède déjà.

Nous voulons bien développer le muscle, mais ce n'est pas par amour excessif du muscle; c'est par amour de la santé, et de l'intellectualité, de la moralité, de la beauté, qui sont comme les corollaires de la santé.

Ce petit écrit s'efforce de faire œuvre de pur bon sens. Tout en s'appuyant sur les données scientifiques les plus modernes, il évite les controverses et les fugues savantes, et se tient à la portée de toute personne d'entendement ordinaire.

Comme il vise à être succinct, tout au long il demeurera impliqué que le corps ne souffre d'aucune lésion organique foncière, et aussi qu'il lui est fourni un sang généreux provenant d'une alimentation abondante et judicieuse.

CHAPITRE II

SOMMES-NOUS SÉRIEUX ?

La santé est le premier des biens.

L'exercice est bon pour la santé.

Il faut donner *de l'éducation* à nos enfants.

N'alignons pas un plus grand nombre de ces dictons simplets, de ces banalités de salon et de carrefour, dont s'élève une telle harmonie que, comme l'exprimait un sage à un autre propos, cette harmonie fait presque peine à entendre.

Pourquoi ?

Parce que ces soi-disant persuasions de tous sont molles et lâches chez presque tous. Un peu de surface et pas grand'-chose dessous. Des pavillons qui, chez les bons trois quarts d'entre nous, ne couvrent absolument aucune marchandise.

Certes, à nous voir nous aborder, à entendre notre aménité initiale du *How do you do?* du *Comment vous portez-vous?* il pourrait sembler que la véritable philosophie pratique nous inspire, et qu'en effet la santé prime le reste dans notre train de vie. Combien d'hommes oseraient l'affirmer sérieusement? Et d'ailleurs, quel besoin y a-t-il d'affirmation quelconque? Il suffit de déambuler une heure par les rues, et de scruter les poitrines rentrées, les épaules projetées, les jambes flasques, les tailles boursouflées, les nuques en bourrelets, les visages blêmes ou bourgeonnant et congestionnés, tous les anémiés, les chlorotiques, les pléthoriques, tous les menacés, tous les surmenés, tous les ratés. Pour peu que l'observateur y mette d'humeur noire et de pessimisme, il est tenté de dire qu'il ne voit que ça, quoi qu'y fassent les voiles, et aussi les ruses et les malices de l'accoutrement. La santé, c'est convenu, est le premier des biens. Mais il est également vrai que l'immense majorité n'en jouit à aucun degré approchant de la perfection, et que la belle banalité acquiert une signification — et encore combien de temps cela dure-t-il? — seulement alors que le mal, assiégeant tenace du point le plus faible, a jeté sur le flanc.

Convenu également que l'exercice est bon pour la santé. C'est fort bien, mais tout dépend de la valeur donnée à ce mot. Attaqué sur ce point, un tel vous dira : « *Hé, mon cher, je piétine toute la journée dans ma maison de commerce.* » Un autre : « *Mais, je fais un tour sur le boulevard et, le dimanche, parfois, je vais à la campagne.* » Un troisième : « *Moi, vous savez, mon billard me suffit.* » Enfin, un dernier : « *Et le temps, le temps, où voulez-vous que je le prenne, le temps?* » Quelques favorisés, plus sages, répondront admirablement qu'ils font du *lawn-tennis* ou de la bicyclette. Cette notion de l'exercice appliqué à la santé — on peut l'entendre tous les jours — revêt toutes les formes et fluctue avec un empirisme aussi triste dans ses effets que naïf dans sa conception. Chez ces innocents, et peut-être guère plus chez les mieux avisés, ne vient poindre le soupçon que l'exercice, en tant qu'appliqué à la santé, doit reposer sur une coordination d'hygiène, sur un principe scientifique.

Et ceci nous amène à notre troisième lieu commun, qu'il faut donner de l'éducation aux enfants. Prenons ce mot d'éducation dans le sens tronqué et restreint que malheureusement on y attache d'ordinaire en envoyant les enfants à l'école. Ce sens admet, en tout cas, que l'esprit est susceptible de culture, et qu'on procède à cette culture sur certaines bases et d'après certains principes raisonnés. Or, comment expliquer que la pensée ne vienne pas, n'accoure pas quasi spontanée, que le corps pourrait bien être susceptible d'une culture également raisonnée? Ne sont-ils pas destinés à marcher de pair? Bien mieux, le premier n'est-il pas absolument dépendant, on pourrait presque dire à la merci de l'autre? L'idée d'éducation, chez la plupart, est donc pure redite vaine. Ils ne réalisent pas cette idée.

CHAPITRE III

NOS IGNORANCES

Elles sont grandes sur tout ce qui se rapporte à notre corps, au point que, pour un grand nombre, exister représente le synonyme de vivre. En d'autres termes, nous nous croyons en santé parce que nous ne sommes pas malades. Illusion qu'un jour plus ou moins éloigné se chargera sans doute de détruire. Alors nous ferons appel à quelques soins empiriques personnels, puis nous consulterons le médecin. Et cependant notre chute de santé est le plus souvent de notre faute, et les remèdes que nous cherchons hors de nous, c'est en nous qu'ils étaient.

Ce non-savoir déplorable. d'une persistance si anormale chez des êtres nés intelligents et chez qui la vie, quoi qu'en disent les grands gestes et les belles déclamations, est éminemment prisée, ne se laisse guère expliquer que par ce lambeau traditionnel, ce préjugé moyen-âgeux sur l'enveloppe charnelle, que, inconsciemment et avec d'autres atavismes, l'homme traîne encore après soi au milieu de tant d'évolutions bienfaisantes dans tant de directions. Toujours est-il que, dans l'instruction que nous donnons aux jeunes, cette partie des connaissances humaines ne monte pas au degré qui lui appartient en saine raison et en intérêt bien entendu. On ne peut aller jusqu'à dire qu'il ne se fait rien en ce sens, mais on fait si peu que la masse n'en est nullement affectée. Tel jouvenceau détaillera les Mérovingiens l'un après l'autre, traduira à livre ouvert Thucydide et Tacite, se fera un jeu des subtilités de la géométrie et de l'algèbre, peut-être même sera-t-il en état de vous initier aux phases de Vénus et aux satellites de Saturne, mais pour ce qui est de son sang, de ses poumons, de son appareil digestif, de cette merveilleuse et palpitante économie interne, base et instrument de toute autre manifestation, on pourrait tenir la gageure qu'il y entend à peine davantage que Jacques Bonhomme aux rayons X.

Et combien d'entre ces éduqués, ces élus, auront-ils plus tard l'occasion de se pénétrer de vérités essentielles comme les suivantes, par exemple, essentielles au succès dans la vie, pour ne parler que de cela, succès qui revient en des cas si nombreux au physique le plus fort, le mieux équilibré et d'une résistance supérieure?

Le fonctionnement du corps humain consiste en une mutation continuelle de ses parties. Pour être régulier, il faut qu'il se fonde sur le balancement du gain et de la déperdition : comptabilité double des recettes et des dépenses.

Sa norme est la conversion de la nourriture en quelque chose, plus un résidu. L'appétit, son semblant, ou bien la pendule, ramènent rythmiquement l'absorption, mais l'autre rythme exige plus de vigilance; il lui faut l'oxygène de l'air libre et l'activité musculaire.

Lorsque les impuretés se sont accumulées dans le sang, les organes vitaux s'affaiblissent, les tissus se relâchent, souvent la graisse envahit : d'où tendance à la maladie, sous une forme ou sous une autre.

La force naturelle de récupération est surprenante, mais le plus solide ne doit pas s'y fier au delà d'une certaine mesure. L'organisme humain, pareil à un animal qui a bon caractère, s'accommode quelquefois de mauvais traitements prolongés, mais vient le jour où il refuse et s'abat en protestation.

L'inertie se paie aussi bien que l'excès. Ici encore les défaillances ne sont pas brusques, mais longuement latentes.

Excès ou inertie, si l'un de nos organes périclite, si son contingent manque à l'élaboration générale, tous les autres organes éprouvent un trouble relatif, car ils sont tous solidaires.

Cette énumération n'est ici qu'à titre d'exemple. Elle sera continuée et amplifiée par la suite.

Certaines gens, lorsqu'on les entraîne dans des considérations de cette nature, haussent les épaules et répliquent d'un air demi-gouailleur : « *Oh! tout cela est sans doute bel et bon, mais nos ascendants ignoraient autant de science, et ils ne s'en portaient pas plus mal.* »

L'histoire, occupée jusqu'en ces derniers temps des faits et gestes des seuls privilégiés du sort, des grands acteurs en vedette, ne nous a transmis aucune donnée statistique capable de servir de point de comparaison. Nous savons néanmoins que des épidémies périodiques fauchaient nos ascendants par centaines de mille à la fois. La science a enrayé ces fléaux. La guerre nous reste. Elle suffit amplement.

Passons outre, et admettons pour l'instant l'argument de celui qui juge superflus les principes scientifiques appliqués à la conduite du corps. Cet argument ne paraît se soucier en aucune façon des conditions changées de l'existence. La période historique en laquelle nous sommes, la civilisation, le progrès, ou de quelque nom que s'appelle la poussée de plus en plus intensive qui meut l'humanité, ont produit une artificialité, des modes artificiels de vivre, certainement inconnus de nos pères dans leur ensemble, et non moins certainement contraires au plan original, naturel, fruste, du développement de l'homme. Ce plan était celui d'une sorte de république, dans laquelle chaque organe avait ses droits, tous égaux; aujourd'hui notre corps tend à devenir quelque monarchie moins bonne où quelque organe s'installe en potentat. Nos ascendants vivaient moins éloignés du plan premier. Nonobstant leurs épidémies et des conditions sanitaires jugées abominables à l'heure présente, ils vivaient plus sainement, parce que davantage dans la nature et avec la nature, le grand air, et le fonctionnement plus continu des muscles. Aujourd'hui la lutte est autrement âpre qu'elle ne fut chez eux. Elle n'est plus à l'air libre et tous muscles dehors, elle est éminemment cérébrale, énervante, épuisante. Nous n'avons plus l'épidémie fauchant et foudroyant, mais la mort nous tend des pièges auparavant inconnus, d'une subtilité admirable.

C'est précisément contre cette artificialité et ces périls nouveaux qu'il est urgent de réagir en donnant au corps une culture raisonnée, réparatrice d'un équilibre qui tend constamment à se rompre dans les circonstances actuelles de la vie, circonstances qui semblent devoir s'accentuer de plus en plus, et contre lesquelles il serait vain de regimber.

Fait curieux, depuis deux ou trois décades la société paraît comme travaillée de la conscience latente d'une réaction nécessaire à opérer. Le régiment, les classes de gymnastique, la bicyclette, les compétitions sportives de diverse sorte, sont comme les manifestations réglementées ou fantaisistes d'un instinct qui cherche à se traduire. Seulement ici se répète encore l'aventure ordinaire dans la plupart des mouvements collectifs humains. On commence par fausser l'objet en vue, on outre, on bondit hors du but qu'on a la prétention de poursuivre. Et ce n'est que graduellement, grâce à la lumière répandue avec patience par quelques-uns, que la complexité et l'outrance peuvent espérer d'en venir au simple, au pondéré, au vraiment utile.

De l'ignorance complète du corps et de son fonctionnement il faut absolument sortir, pour son propre bonheur et pour celui des autres. Dans une foule de cas pathologiques et attristants, que de gens pataugent à chercher au loin des explications qui sont là, patentes, flagrantes, sous leurs yeux mêmes, dans des causes purement physiques qu'ils pourraient éliminer, ou tout au moins atténuer, *s'ils savaient*. La compréhension de leurs effets prédispose encore à l'indulgence, aux jugements charitables, à la bonté. Car il sera dit que la connaissance, même modeste, des choses physiques, en quelque domaine que ce soit, est une source de vertus.

Tel écolier, indolent en apparence, qu'on gourmande sans répit et qu'on irait presque jusqu'à talocher, se laisse tout bonnement aller à une sorte de désespérance. Son être est comme déséquilibré, parce que sevré à l'excès de ses besoins premiers, l'air et le mouvement.

Telle jeune fille demeure pâle, défaillante, morose. On s'impatiente presque de cet état persistant qui semble comme un reproche. Son sang est pauvre, on le sait. Alors on s'ingénie à mettre devant elle la nourriture prescrite et au delà, mais le souci s'arrête court devant l'assimilation de plus en plus profitable de cette nourriture par l'entremise de l'exercice gradué et de la libre atmosphère.

Telle femme regarde l'embonpoint l'envahir indûment. Quel coup du sort! Elle se désole et se tient coite encore plus que naguère.

Celui-ci aligne des chiffres dans son comptoir ou de la copie littéraire dans son cabinet. Ils sont, hélas, forcés de le faire. C'est fatal, inéluctable. L'application sédentaire et la contention d'esprit dans une ambiance close ramollissent ou exaltent leurs nerfs, selon leur tempérament. Combien d'entre eux ont la sagesse et la persévérance de réagir contre les effets du collier, et cela en se livrant davantage à l'oxygène sauveur et au travail musculaire réparateur?

Cet autre descend de son coupé à la porte de son hôtel. Il a les yeux à terre et le chapeau enfoncé d'un homme qui n'est pas heureux. Il n'aperçoit aucune gaîté, aucun charme, dans son logis fastueux. Madame lui trouve une mine renfrognée. Le dîner n'est pas de son goût. Il ronchonne après le chef, il bougonne de ci et de là. Qu'est-ce donc? Le pauvre riche, il a un foie, il *sait* qu'il en a un. Les chevaux qui ont galopé pour lui n'ont pas ce déplaisir. Cet heureux malheureux, qu'on l'envoie donc vivre six mois avec les castors.

Tout ce qui précède ne veut pas donner à entendre qu'on cherche l'irréalisable, qu'on chevauche sur un idéal qui risquerait fort de ressembler à un dada. Certes, une vie entière de santé absolue est quasi un mythe. L'homme est fait pour travailler, et le travail est multiforme. D'autre part, il faut compter avec les appétits, les désirs, les passions, les déceptions, les chagrins, les douleurs morales, qui resteront les hôtes fidèles de l'homme sur la terre, aussi longtemps peut-être qu'homme et terre il y aura. Il faut compter avec les exigences de la vie sociale ambiante et les artificialités qu'elle ajoute aux autres artificialités, toutes ayant pour tendance incessante de briser l'équilibre naturel dans le fonctionnement de l'organisme humain. Or, encore un coup, c'est précisément cet état anormal et artificiel qui constitue le problème devant nous : le maintien de la vigueur et de la santé en dépit de toutes les influences troublantes, qu'elles soient évitables ou inévitables. Tout le monde y étant intéressé, à personne n'appartient le droit de s'abstenir et, délibérément, d'ignorer. Le vieux cliché grec : *Connais-toi toi-même*, se met en relief plus jeune et plus vivace qu'il ne fut jamais.

CHAPITRE IV

LE CORPS ET LA VIE

Il ne sera dit ici que ce qui est strictement indispensable à l'objet de ce petit livre, à savoir l'exercice au point de vue de la santé, le terme exercice signifiant l'absorption de l'oxygène de l'air et les mouvements musculaires.

Il y a 260 os environ dans la charpente humaine. Les os sont recouverts par les muscles, et c'est par suite de l'action des muscles sur les os que les différents mouvements de notre corps se font aux articulations, lesquelles représentent autant de leviers de diverses sortes.

Les os qui concourent à la formation d'une articulation sont recouverts d'une substance lisse et luisante, le cartilage, lequel est tenu constamment lubrifié, graissé, par un fluide huileux spécial. Un tissu solide, le ligament, enferme l'articulation et empêche cette huile de s'échapper. Les articulations que l'on n'exerce point viennent à mal par l'épaississement du liquide qui les lubrifiait. Les cartilages s'enflamment, se gonflent, prennent l'état plus ou moins immobile : c'est l'ankylose.

L'os a donc deux parties : celle dure, insoluble, faite surtout de phosphate de chaux, et l'autre souple, élastique, gélatineuse. Dans le bas âge la gélatine prédomine. Tout le monde connaît les fontanelles du crâne des enfants, et sait aussi que les effets des chutes ne leur sont guère redoutables. A mesure que le petit être se développe, apparaissent, dans le tissu cartilagineux, un, puis deux, puis enfin d'innombrables minuscules points noirs, dits points d'ossification. Ce n'est qu'entre 20 et 25 ans que la solidification est terminée.

Ceci est pour donner à entendre qu'il faut s'occuper du squelette dans le jeune âge et l'âge adulte premier, et il n'y a qu'une manière de lui être utile, la liberté des mouvements. Durant ces périodes la vie est la plus active : c'est le laps d'or pour les os. Plus tard, s'il y a à corriger, on ne peut espérer que des palliatifs.

La colonne vertébrale c'est l'axe du corps. La tête en est la partie supérieure et maîtresse. Cet axe se compose de 26 os ou vertèbres. Des 12 dorsales partent, de chaque côté, 12 côtes, dont la plupart atteignent l'os vertical de la poitrine, le sternum, et forment avec lui la cage thoracique contenant le cœur et les poumons. Les vertèbres lombaires s'adaptent au bassin osseux des hanches, le pelvis, qui contient les organes de digestion et d'élimination. Les membres inférieurs sont le double prolongement de ce bassin.

La vertèbre est assez difficile à définir. Elles ne se ressemblent pas toutes, et une vertèbre du cou, par exemple, diffère notamment d'une vertèbre des lombes. Leur grand point de ressemblance consiste en ce qu'elles ont, intérieurement, la forme d'un anneau dont l'ouverture, plus ou moins large, est nommée trou vertébral. La superposition de ces trous produit une longue galerie excavée dans laquelle est logée la moelle épinière. A celle-ci se rattachent tous les nerfs, les uns actionnant les muscles, nerfs de locomotion, les autres dits de sentiment ou de sensibilité et apportant au cerveau les diverses impressions de cet ordre.

Les vertèbres sont munies de petites saillies, nommées apophyses. Ces apophyses servent à l'insertion de muscles puissants qui ont pour devoir d'assurer tour à tour les mouvements ou la fixité du tronc. Le corps peut prendre ainsi des attitudes variées et harmonieuses au lieu de la brusquerie et de la raideur malhabile qui prête à rire dans les pièces automatiques.

Les vertèbres sont réunies par un tissu fibreux et cartilagineux, nommé disque intervertébral. Cette substance est d'une élasticité assez imparfaite, et comme les vertèbres restent les mêmes dans leurs dimensions, il peut arriver, après une longue période d'un travail ardu, que la colonne vertébrale présente un raccourcissement notable. Il s'explique par l'aplatissement, le tassement de ces disques intervertébraux. C'est un fait qu'on est un peu plus grand le matin, au lever, que le soir, après les fatigues de la journée, et il fut un temps où des conscrits avisés, en se surmenant sans se coucher pendant plusieurs jours, exploitaient cette particularité avant de paraître devant le conseil de révision. La différence va quelquefois jusqu'à 2 centimètres, dit-on.

Toutes les vertèbres supérieures du dos sont immobiles, mais les deux dernières, et plus bas les 5 lombaires, sont d'une souplesse très grande. Lorsque cette souplesse naturelle a été cultivée par l'exercice, on arrive à acquérir une grâce extrême dans l'attitude et les allures.

La colonne vertébrale est sujette à diverses malformations dont les effets sur la constitution et la vie sont des plus graves. Il en sera dit quelques mots plus loin.

Au point de vue qui nous occupe, les os des membres appellent un éclaircissement sommaire. Ceux des bras présentent une grande analogie avec ceux des jambes. Ils se développent plus tôt. Toutes les mères savent que les bras des bébés sont déjà forts alors qu'il faut porter, il semble toujours porter, la petite créature, et qu'elles attendent avec une impatience, une fébrilité charmantes, le moment, parfois soudain, qu'elles n'oublieront jamais. C'est que les os du pied sont encore cartilagineux alors que ceux du bras et de la main sont déjà établis.

Ce qu'on appelle l'épaule est en réalité formé de deux os, l'omoplate et la clavicule. Comme l'homme, en tant qu'animal, se distingue surtout du reste de la création animale par le bras et la merveilleuse préhensibilité de la main y attachée, la nature s'est ingéniée au sujet du mécanisme de cet organe. En effet, l'os du bras, l'humérus, est inséré dans une cavité de l'omoplate, et comme celle-ci accompagne de nécessité le bras dans tous ses mouvements, il s'agissait de la fixer avec solidité, sans pourtant gêner en rien le plein et libre jeu de ce membre privilégié. C'est pourquoi l'omoplate, au lieu d'être attachée à l'épaule par une capsule fibreuse, y est liée par des muscles. Mais cela même ne suffisait point. Il fallait encore, pour plus d'efficacité, articuler l'omoplate avec la clavicule, laquelle, d'autre part, s'articule avec l'os plat du milieu de la poitrine, le sternum. De cette manière l'ouvrage est parfait, la clavicule maintenant l'omoplate et garantissant la poitrine des chocs trop violents que cet os pourrait lui faire subir. En outre, elle sert à tenir le bras écarté du corps.

De l'épaule au coude, du coude au poignet, du poignet aux doigts, il y a trois parties distinctes, avec un agencement savant d'attache et d'articulation sur lequel il est inutile d'insister. Ajoutons cependant que la main, cet organe suprême de notre supériorité, que le cerveau a mis en branle dans les origines, et dont les œuvres ont, en retour, si puissamment réagi sur le cerveau dans le cours du progrès naturel terrestre, disons que la main, par sa division poussée aussi loin que possible, est plus grande, proportionnellement, que toute autre partie du corps. Quand on y réfléchit, on s'aperçoit que sa superficie, pour ainsi dire, est énorme. D'où l'homme et presque toute son histoire.

La hanche correspond anatomiquement à l'épaule, la cuisse au bras, la jambe à l'avant-bras, le pied à la main.

Assez d'anatomie. A considérer le squelette humain, dans lequel la flexibilité, la souplesse, l'élément articulé en un mot, entrent pour une part si large, n'est-il pas évident que si, par l'exercice et le mouvement, toutes les parties en sont tenues à l'œuvre, elles fonctionneront d'une manière plus satisfaisante, procureront un bien-être physique plus grand; et que, d'autre part, l'atrophie ou l'affaiblissement ne manqueront pas de s'emparer, c'est fatal, d'organes faits pour agir et pour vivre, et auxquels on refuse leur *quantum* naturel d'action et de vie?

Un peu de physiologie indispensable à notre objet.

Le sang, c'est le foyer de la vie, le centre suprême de chaleur, de réparation, de toute manifestation corporelle ou cérébrale. On pourrait l'appeler le trait d'union entre l'organisation du corps et le monde extérieur. C'est lui qui différencie les races et les individus. D'un mot, il est l'individu lui-même.

Le sang est un liquide, le plasma, charriant des globules microscopiques. Il est deux sortes de ces globules, les rouges et les blancs. Les rouges, on n'en connaît au juste la genèse. Pendant longtemps on a cru que les blancs se transformaient en eux au contact de l'air dans les poumons, mais cette notion paraît abandonnée, du moins dans sa totalité. Eux-mêmes ont pour point de départ des corpuscules sécrétés par les glandes lymphatiques abondamment répandues dans le corps. La rate semble être le plus important de ces créateurs de corpuscules lymphatiques, charriés par la lymphe dans la masse sanguine. Quoi qu'il en soit, les globules blancs jouent un rôle important dans les procédés vitaux, la croissance, l'absorption, la réparation, etc.

Impossible d'exagérer l'importance du globule sanguin. C'est, dans l'organisme, le véritable tout sous forme d'infiniment petit. Aussitôt que le nombre des globules décroît pour une cause ou l'autre, par manque de nourriture ou manque d'exercice, la maladie ouvre notre porte.

Le cœur est un muscle automatique gros comme un poing ordinaire. Il se contracte 60 fois par minute, et chacune de ses contractions est capable de soulever d'un centimètre un poids de 40 kilogrammes. Il est formé de deux parties, et chacune de ces parties est séparée en deux autres parties, appelées l'une ventricule, l'autre oreillette. Donc, deux ventricules; l'un droit ou pulmonaire, l'autre gauche ou aortique, plus deux oreillettes. De cet agencement résulte une double circulation, celle d'aller ou artérielle, celle de retour ou veineuse.

Le sang rouge est comme pompé dans la grande artère aorte par les contractions automatiques et rythmées du ventricule gauche. Il parcourt rapidement tous les canaux petits et grands qui constituent les divisions et les subdivisions du système d'irrigation artérielle. En chemin il abandonne à tous les organes et tissus du corps tous les principes de nutrition et de réparation qu'il contient et qui lui ont été fournis par le procédé digestif. Drainé de la sorte, il change de couleur, et devient noir. Or, comme les dernières subdivisions des artères communiquent avec les dernières subdivisions des veines, ce sang noir, désormais impropre à la nutrition, pénètre dans les infiniment petits vaisseaux veineux, de là dans les veines plus fortes, dites veines caves, et retourne au cœur par l'oreillette droite. De celle-ci il passe dans le ventricule correspondant, qui le projette dans les poumons où, au contact de l'oxygène dans l'air, il reprend la belle couleur vivante. Ainsi assaini et vivifié, il est ramené à l'oreillette gauche par les veines pulmonaires, et de là il passe au ventricule gauche qui le pompe à nouveau dans l'aorte pour courir et nourrir. Et ainsi de suite jusqu'à la mort.

Ainsi donc, c'est l'oxygène de l'air à qui appartient la propriété exclusive de transformer le sang noir impur en sang rouge vivifiant et nourricier. Par conséquent, le sang deviendra d'autant plus rouge et d'autant plus apte que la quantité d'air apportée sera plus considérable.

Cet air, cet oxygène viennent aux poumons par la fonction automatique de la respiration. Les muscles involontaires qui président aux mouvements respiratoires font 16 mouvements par minute. Ils ne se reposent jamais. Pas plus que sur le muscle qu'est le cœur, la fatigue n'a prise sur eux.

Chaque fois qu'on respire, un souffle entre, un autre sort. Il y a inhalation et exhalation.

La première amène l'oxygène de l'air en contact avec le sang veineux, usé, impur, projeté dans les poumons comme il a été expliqué. A ce contact il se produit une véritable combustion des impuretés et des déchets de désassimilation qui ont été charriés au cœur par les veines, et cette combustion est la source de ce qu'on nomme « la chaleur animale ». Des combustions, nous le verrons ailleurs, se produisent aussi dans d'autres parties de l'organisme. Il va de soi que le mot combustion est pris en quelque sorte dans un sens figuré. Les combustions chimiques ordinaires sont non seulement accompagnées de chaleur, mais de lumière. Les phénomènes qui produisent la chaleur vitale ressemblent plutôt à ceux de la fermentation, comme celle qui se passe dans une meule de foin mouillé dont la température s'élève.

D'autre part, l'exhalation libère l'acide carbonique provenant de ces combustions. Elle libère aussi de la vapeur d'eau, et, paraît-il, d'autres gaz toxiques sur lesquels la science n'est pas encore fixée. Ne nous occupons que de l'acide carbonique, qui reste le plus important. Ce gaz, à l'état pur, n'est pas respirable. Dans la proportion de 100 parties sur 1000 d'air il suffoque et tue rapidement. De l'air qui en contient 40 parties sur 1000 — ce qui représente à peu près l'expiration humaine — éteint une bougie allumée et tue les oiseaux. En quantité plus faible, il cause la langueur, la somnolence, le mal de tête, l'oppression, les palpitations, la syncope.

Et, entre parenthèses, qu'advient-il donc de ce méchant gaz délétère? Il ne faut pas trop lui en vouloir. Le soleil le transmue en les légumes qui nous nourrissent, en les rameaux qui nous ombragent, et il sent bon en le lis et la rose qui nous charment. Il est la pâture que prend dans l'air le monde végétal par ses parties vertes. Sous l'empire de la force vive des rayons solaires, elles décomposent l'acide carbonique de l'air et de l'eau, libèrent l'oxygène, et fixent en elles le carbone, absorbant et transformant de la sorte l'énergie de l'astre. Une partie de cette énergie est saisie par les animaux qui vivent de la destruction des plantes, et qui la transforment en mouvement et en chaleur. L'homme, un animal plus fort, s'empare à son tour de ces énergies. Les principes végétaux alimentaires introduits dans son organisme retrouvent, par l'acte de la respiration, l'oxygène dont ils furent autrefois séparés. L'oxygène se combine de nouveau avec le carbone, l'énergie est de nouveau mise en liberté, et il se produit de la chaleur et du mouvement. Et c'est ainsi que s'accomplit dans la nature le va-et-vient, le circuit sans trêve d'une même somme d'éléments, aussi bien que d'une même somme d'énergie. Les deux immortalités.

Nous disions qu'il faut au sang de l'oxygène, et encore de l'oxygène. Plus notre organisme absorbe d'air et mieux il fonctionne. Plus la respiration est active, c'est-à-dire plus les combustions sont complètes, et plus rapidement se forment les globules qui sont comme les éléments primordiaux de notre être, puisque ce sont eux qui approvisionnent notre chair et nos os, qui les renouvellent sans cesse, et constituent comme la condition même de notre existence. Si l'oxygène n'est pas absorbé en proportion suffisante, il se produit comme une stagnation dans le flux vital, et le sang noir ne prend la couleur de vie qu'avec paresse. Les débris, les déchets, ne sont pas assez rapidement brûlés, l'acide carbonique n'est pas assez librement exhalé, et les obstacles à la pénétration de l'oxygène ne peuvent que s'accumuler. Qui dit circulation imparfaite dit nutrition imparfaite; d'où l'anémie, et pour peu qu'il y ait prédisposition, la phtisie.

Ce vocable terrible amène plus particulièrement à quelques considérations sur la cage thoracique et les poumons.

Lorsque l'air entre dans les poumons, la cavité de la poitrine s'agrandit; à l'expiration, c'est le contraire. Ces deux dimensions cubiques différentes sont l'effet de l'alternance des contractions et des relâchements rythmés des muscles intercostaux attachés aux côtes et remplissant l'espace entre elles, et aussi des contractions et des relâchements rythmés, mais à rebours, du diaphragme.

Cet organe, ce muscle, est attaché à la colonne vertébrale, aux six côtes inférieures et au sternum. Il forme comme une voûte qui sépare la poitrine des organes abdominaux. Lorsque ce muscle majeur se contracte, la voûte s'aplatit en quelque sorte, les organes abdominaux sont déprimés, par là stimulés, accélérés dans leurs fonctions, et la poitrine se projette et se gonfle. Lorsque, au contraire, ce muscle se relâche à l'expiration, la poitrine revient à sa capacité diminuée, tandis que les organes abdominaux reprennent leur position en vertu de l'élasticité qui est en eux. Et comme cela toute la vie.

Cette explication venant à la suite des lignes où il a été tant insisté sur l'oxygénation du sang et ses conséquences, a pour but de donner à entendre que l'agrandissement de la cage thoracique, et partant de la capacité cubique des poumons, pourrait bien être sujet à culture, à une culture essentiellement bienfaisante chez ceux qui souffrent de faiblesse pulmonaire, que cette faiblesse soit transmise ou acquise. En effet, il y a un moyen de culture, un seul, presque certain dans son application : exercer les muscles qui font mouvoir cette partie du corps. La cage thoracique peut s'agrandir en permanence, les poumons peuvent s'étendre, se dilater, gagner en élasticité et en puissance, au point que l'air pénètre jusque dans les recoins des cellules

les plus éloignées. Il est tout à fait possible, aisé en certains cas, d'ajouter 5 à 7 centimètres au périmètre de sa poitrine. La prestance en acquerra plus de noblesse, et, ce qui est plus important, on sera en meilleure position pour résister aux maladies avec une capacité d'admission d'air dans les poumons élevée de quelque chose comme un sixième. Il va sans dire que ces augmentations de périmètre thoracique et de capacité cellulaire des poumons doivent être le résultat d'un développement sain, raisonné, scientifique, et non le fruit d'un exercice outré et sans système, méthode qui étire et tiraille les cellules jusqu'à les rompre parfois.

Après ces rapides et très imparfaites analyses partielles du corps, passons pendant quelques instants à son fonctionnement général, à la synthèse de la vie.

On ne saurait guère faire plus court qu'en reprenant un mode d'exposition familier aux vulgarisateurs, et qui consiste à assimiler, dans ses plus grands points, le mécanisme humain à celui de la locomotive.

La machine, pour travailler, a besoin de combustible, d'eau et d'oxygène. La chaleur émanant du combustible convertit l'eau de la chaudière en vapeur, laquelle actionne le piston et les roues. Le combustible brûle à la faveur de l'oxygène entrant par la grille du foyer, et la combustion se fait d'autant plus intense que le tirage d'air est plus activé. De la fumée et de la vapeur s'échappent, et le combustible est réduit en cendres. Il y a chaleur, transformation de cette chaleur en mouvement ou travail, et résidu de ce travail.

Le corps humain, pour fonctionner, a besoin également de combustible, d'eau et d'oxygène. Il devient chaud et capable de travailler par suite d'une combustion produite et activée par l'oxygène, et les résidus de cette combustion sont le gaz acide carbonique, l'eau, l'urée, l'acide lactique de la sueur, et les autres excrétions.

Pour le fonctionnement continu du corps comme pour celui de la machine, il faut une alimentation constante de combustible, d'eau et d'oxygène, et un enlèvement tout aussi constant des résidus. Chez l'un et chez l'autre, il y a usure des matériaux qui constituent le mécanisme, mais le corps humain est supérieur à la machine en ce sens que les parties usées sont immédiatement remises en état. Le corps l'emporte encore, et de haut, sur un autre point. La machine dépend d'un mécanicien pour lui fournir sa provision de combustible et pour enlever ses résidus, tandis que le corps, lui, possède des organes spéciaux et automatiquement adaptés à toutes ces fonctions.

Les organes digestifs fournissent le sang d'eau et de combustible. Par les sécrétions de la bouche, de l'estomac et des intestins, la nourriture et la boisson sont transformées au point d'être capables d'alimenter toute la structure et tous les tissus, chaque partie prenant selon ses besoins. La répartition se fait par le moyen de la circulation du sang; la combustion par le va-et-vient respiratoire et le jeu de l'oxygène dans les poumons et, par eux, dans tout l'organisme. Toutes les parties du corps, tous les tissus, rejettent, en fonctionnant, une certaine usure, des déchets des combustions vitales. Ces produits inutiles, nuisibles, toxiques, entrent dans le sang qui, par sa circulation encore, les conduit aux organes d'excrétion : les poumons, le rein, la peau et l'intestin. Le sang et les poumons, qu'on le remarque, exécutent un travail en double,

Ces différentes fonctions : la digestion, la respiration, la irculation, l'excrétion, mises conjointement en jeu harmoique par le système nerveux, constituent la vie.

En vue de l'objet de cet écrit, il y a comme une quinessence à extraire de ce qui précède :

1. Le rôle impérieux de l'oxygène de l'air dans l'orgaisme humain.

2. La mutation perpétuelle de toutes les parties de cet rganisme, et qui se traduit par un roulement incessant de rises et de déperditions. Des infiniment petits s'incororent et s'en vont sans trêve ni répit. L'assimilation et la ésassimilation ne s'arrêtent jamais. Ce travail de renouvelement s'accomplit d'après des lois immuables. Si on le ontrarie par des excès dans un sens ou dans l'autre, si on se tout d'un coup trop de matériaux pour que la nature ait temps de les remplacer, ou si, par défaut d'activité, de ontractions musculaires, on laisse s'atrophier le double jeu ormal, si, en un mot, on rompt le balancement et l'équibre, on paie avec la maladie et la douleur.

3. Le combustible, les aliments, pour devenir profitables, oivent être assimilés. L'effet des aliments inutiles ne se ontente pas d'être purement négatif. On peut hardiment éclarer ici que tout ce qui n'est pas utile est nuisible. Donc, i vous ne favorisez pas cette assimilation par une dépense ationnelle d'exercice musculaire bien compris, vos viscères 'engorgeront, vous deviendrez ou maigre à l'excès ou obèse, t vous aurez durement à compter avec l'expulsion des résilus par les divers éliminateurs.

CHAPITRE V

LES MUSCLES

Les muscles sont les ouvriers, les travailleurs du corps. Ils transforment la chaleur en mouvement. Les os, avec les poulies, les leviers, les pivots des articulations, sont les instruments de ces ouvriers. Les uns et les autres constituent l'appareil locomoteur actif et passif.

Il y a, en bloc, deux classes de muscles : ceux qui obéissent à ce que, faute d'autre explication, on a appelé la Volonté, et ceux sur lesquels la volonté n'a pas d'action, du moins directe, ceux qui fonctionnent spontanément, à savoir les muscles de la vie organique esquissée ci-dessus. Pourtant, qu'on veuille bien s'en souvenir, si la volonté ne peut atteindre ces derniers directement, elle y arrive néanmoins en agissant sur d'autres muscles, de la première classe, capables de les influencer.

Recouvrant le squelette et remplissant les espacements entre les os, les muscles ont été catalogués jusqu'au nombre de 240.

Un muscle se compose en réalité de deux parties : le muscle proprement dit, ou corps du muscle, et le tendon, tissu fibreux résistant qui le joint à l'os.

e muscle lui-même est constitué par de nombreux fais-ıx de fibres microscopiques, à côté desquelles le cheveu plus fin paraîtrait une corde grossière. Chacune de ces es infiniment ténues, contenant une substance albumi-le, est contractile et élastique à un point extrême, et la ssance du muscle dépend du nombre et de la qualité de fibres.

haque faisceau est étroitement entouré d'un tissu fibreux l'empêche de se relâcher après chaque contraction, et lui net de revenir aisément sur lui-même. Un développe-nt indû de ce tissu fibreux par suite du surmenage du scle dans des conditions défavorables, comme, par exemple, alimentation insuffisante, donne quelquefois le change naïfs pour qui la dureté du muscle est la pierre de che de sa puissance. C'est au repos qu'il faut examiner le scle. Il n'est pas dur à l'état de repos lorsqu'il a été tablement et normalement développé. Il ne paie pas de ıe comme volume, mais il montre les lignes pures bien nues des artistes, et sa supériorité ne manque pas d'écla- à l'épreuve soutenue. Le muscle défectueux, surmené, dur parce que, en raison de mauvaises conditions chez dividu, le tissu fibreux s'est développé à l'excès, et qu'il ıdument accaparé l'espace qui, dans des circonstances de 'ail plus favorables, eût été occupé par la vraie fibre sculaire.

ˏes muscles, nous l'avons dit, sont doués de la propriété se contracter. Ils se contractent, visiblement, en rappro-nt leurs extrémités, et en attirant à eux les os sous leur ıendance. Par suite de l'agencement mécanique savant des ıculations, le mouvement de traction se différencie d'un nd nombre de manières ; les membres se fléchissent, se tendent, se tournent et retournent dans tous les sens. U muscle peut se contracter d'un tiers de sa longueur.

C'est une loi de la vie que tout organe en activité attire soi une plus grande quantité de liquide nourricier qu'à l'ét de repos. Tout stimulant d'une fonction vitale est cause d'u afflux de sang vers l'organe qui se rend actif. La contractio attire au muscle une plus grande quantité de sang, et, pa conséquent, la masse sanguine est attirée avec plus de vitess dans la direction de la partie excitée. D'où l'accélération d pouls. Les muscles, avides, aspirent en quelque sorte l liquide sanguin. La quantité de sang qui arrive dans u muscle actif est trois à quatre fois plus grande qu'elle n'es lorsque le muscle est au repos. Contractez vigoureusemen les muscles supérieurs du bras contre une résistance modé rée, et le périmètre de cette partie du bras augmentera d 2 à 3 centimètres, augmentation qui ne saurait provenir qu de l'appel extra de sang à la suite de cet acte d'activité. Vou observerez aussi un accroissement de chaleur dans cett partie, parce que les muscles sont éminemment des produc teurs de chaleur ; ils sont comme les fourneaux du corps.

Chacun des faisceaux de fibres musculaires possède so réseau sanguin qui l'alimente, son réseau veineux qui enlèv les produits usés, et enfin le petit nerf qui commande à l contraction. Car les muscles sont chargés de faire les mou vements, ils possèdent la propriété contractile, mais ils n peuvent pas, d'eux-mêmes, provoquer ces mouvements exciter cette contractilité. Il leur faut le secours d'un agent Il faut qu'ils soient secoués de leur repos par un excitant L'ordre excitant vient du cerveau, passe le long de la moell épinière, et de là dans les nerfs locaux agissant sur le muscles à mettre en mouvement. Tout le monde sait que l

·alysie d'un membre provient d'une section accidentelle de l'atrophie graduelle des nerfs de ce membre, ou ;ore d'une lésion correspondante du cerveau; alors le ımbre se trouve soustrait à tout excitant, à tout contrôle.

Donc, c'est la volonté, force jusqu'ici inconnue, qui, par ıtremise de la cellule nerveuse motrice, constitue l'agent :itateur le plus habituel de l'énergie chimique assoupie ns les muscles. Elle ne crée pas cette énergie, car rien se peut créer. Elle l'éveille seulement. Elle préside à une uvelle transformation.

Nous avons expliqué la contraction ostensible, mécanique, ; muscles. La transmission de la volition au nerf moteur , moins commode à saisir. Elle paraît résulter d'un ébranıent moléculaire qui se transmet de proche en proche, ısi qu'un mouvement d'ondulation. M. Marcy dit : « Il a été observé, sur des muscles encore vivants, qu'il se forme, ıux points que l'on excite, des saillies ou nodosités qui courent ensuite tout le long du muscle, comme une onde à la surface de l'eau. »

D'autre part, l'ordre et l'exécution ne sont pas simultanés. :lmholtz a démontré que la vibration nerveuse se propage ec une vitesse de 35 mètres par seconde. De plus, il y a ıe période pendant laquelle le muscle, connaissant déjà rdre, n'est pas encore entré en contraction, et qui s'appelle physiologie « le temps perdu ».

L'état de fatigue se traduit par une contractilité momenıément diminuée ou abolie.

La fatigue est, au premier chef, un processus de nature imique. La contraction, en se répétant, devient de plus en us faible, mais le ralentissement et l'arrêt ne s'expliquent

pas par l'épuisement de la substance apte à se contracte
Depuis Lavoisier on sait que le muscle fonctionnant prend
l'oxygène et émet de l'acide carbonique. Plus il travail
et plus il émet d'acide carbonique. La science moder
paraît s'être assurée qu'il émet encore d'autres substanc
nocives, l'acide lactique entre autres, qui proviennent de
décomposition, pendant le travail, des albuminoïdes q
forment le muscle. Quand tous ces toxiques ne sont p
trop abondants, ils sont balayés au fur et à mesure par
circulation, la respiration, et les autres organes éliminateur
Si la production dépasse la puissance d'élimination, survie
un véritable empoisonnement temporaire du sang, et c'e
la fatigue. Des expériences probantes ont établi que
muscle au repos est alcalin, et fatigué, acide.

A mesure que la fatigue de cause chimique se prononc
des efforts plus grands sont demandés aux centres nerveu
Le muscle fatigué, surchargé de déchets, est devenu moi
excitable, et il exige un ébranlement plus énergique par
nerf. Il y a lourdeur, prostration, et c'est la volonté q
défaille la première. Le muscle n'a pas réellement perdu
faculté contractile, mais la volonté ne suffit plus. Un exc
tant plus grand le fait bien voir, la peur par exempl
qui, dans un sauve-qui-peut, donne des jambes aux pl
abîmés.

La fatigue est donc comme un phénomène mixte, musc
laire et cérébral. Cette dualité est corroborée par le fait q
le travail, quand il est fortement voulu, est bien plus fatiga
que lorsque le cerveau n'est pas, à proprement parler, in
mement associé à l'acte musculaire. Un exercice, même i
signifiant comme déploiement de force, lorsqu'il est accor
pagné d'une forte tension de la volonté, fatigue bien pl

que de longs mouvements dans lesquels le cerveau n'entre pour rien ou pour peu.

Entre la fatigue et le surmenage ce n'est qu'une question de degré. C'est toujours l'empoisonnement, beaucoup plus virulent et plus grave, par les déchets toxiques des muscles.

L'essoufflement, résultat de beaucoup de travail musculaire fait en peu de temps, se rattache au même ordre d'idées. Il est une auto-intoxication passagère. Il consiste en efforts par l'organisme pour éliminer au plus tôt les poisons.

Les sujets sont très diversement impressionnés par la fatigue. Les sujets nerveux et irritables la sentent bien douloureusement. Certains, les débiles nerveux par exemple, se leurrent souvent d'une fausse puissance; ils se sentent forts, ils ont vraiment cette impression, mais plus ils pratiquent et plus la courbature s'amasse. Il est une autre classe à qui le travail musculaire devrait faire du bien, et pourtant, c'est bizarre à dire, il leur fait du mal. Pour tous ceux-là, dans son ouvrage remarquable *Physiologie des exercices du corps*, le docteur Lagrange dit qu'il faut s'ingénier à trouver la forme sous laquelle l'exercice aura le plus de chance d'être supporté. Le savant physiologiste conseille les exercices qui ne demandent pas une attention soutenue, ceux dont les mouvements sont faciles. Dans le même ouvrage il dit encore: « Les hommes qui se sont tenus depuis long-« temps éloignés des exercices du corps et dont l'organisme « ressent très vivement la nécessité d'y revenir, sont ceux « pour lesquels la fatigue est le plus à redouter et ceux qui « risquent le plus de tomber sous le coup du surmenage. « Ceux, au contraire, qui se livrent journellement au travail « musculaire acquièrent le privilège de braver la fatigue et « de résister victorieusement à ses plus graves atteintes.

« Mais cette immunité qui se gagne par le travail se perd « très promptement par l'inaction ; elle ne peut se conserver « qu'à la condition d'entretenir le corps dans l'habitude de « l'exercice musculaire. »

Un exercice facile, mais journalier, serait donc une immunité contre la fatigue, tout comme le *tub* matinal est une immunité contre le rhume. En un mot, une petite fatigue tonifie, une fatigue trop grande énerve et fait de nous comme plusieurs morceaux souffreteux.

Pour clore ce chapitre, observons que les muscles constituent un mécanisme parfait, et qu'ils se distinguent de tout autre mécanisme d'invention humaine par le fait que, mis en usage fréquent, ils deviennent plus forts et meilleurs producteurs de travail.

Il va sans dire qu'il y a une limite au développement du tissu musculaire comme il y a une limite à la taille humaine ou à toute autre chose terrestre. S'il n'en était ainsi, le forgeron ou le scieur de bois, après s'être adonnés vingt ou trente ans à leur besogne, deviendraient aussi larges qu'ils sont longs, et des muscles gros comme la tête leur pendraient après. La loi modératrice naturelle intervient ici comme ailleurs. Elle permet au développement musculaire de progresser jusqu'à ce que le plus haut point ait été atteint, et puis il s'arrête. Si le développement a eu lieu d'après une méthode scientifique, ce plus haut point est celui de la grâce et de la beauté. Ce développement peut ensuite s'entretenir aisément, même avec une somme d'exercice inférieure à celle qui l'a produit. Malheur à celui qui croit pouvoir aller plus loin et toujours plus loin. Il obtient des effets directement inverses.

Si l'on veut tirer tous les avantages qui dérivent du développement des muscles, il ne faut pas les rançonner au hasard ; il ne faut pas, comme certains en sont coutumiers, les *forcer* par un exercice violent, saccadé, irréfléchi. L'excessive performance d'une fonction naturelle traîne fatalement après soi l'hypertrophie, et l'hypertrophie musculaire, outrance d'une série d'éléments aux dépens d'une autre série, est un mal bien connu des athlètes imprudents. Hypertrophie, de fait une atrophie. Ce qu'il faut cultiver, c'est la bonne hypertrophie physiologique, c'est-à-dire l'accroissement sain du tissu musculaire tout entier par un exercice systématique et raisonné des muscles contre une résistance modérée seulement.

Dans son excellent livre *La fatigue et l'entraînement physique*, le docteur Tissié dit : « Il faut entraîner progressivement la fibre musculaire et lui éviter les à-coups ; « elle bénéficie bien plus d'une action douce et lente que « d'un travail violent et accéléré. Les mouvements rythmés « sont préférables aux mouvements saccadés. » Dans son livre *L'Éducation physique de la jeunesse*, l'éminent physiologiste italien Mosso fait observer : « L'effort des « muscles est une chose absolument différente de leur travail physiologique. Et même le travail des contractions musculaires suit telle ou telle loi selon que les contractions sont « extrêmes ou qu'elles sont simplement d'intensité moyenne. »

CHAPITRE VI

FORCE ET SANTÉ

Le muscle implique la force, mais la force n'implique pas nécessairement la vigueur, la santé. Il n'y a pas une corrélation nécessaire entre la puissance brute des muscles et celle des organes essentiels à la vie. Tout dépend des conditions dans lesquelles le développement musculaire a été obtenu, et aussi de la répartition de ce développement.

Les gens ne sont que trop portés à confondre ces deux mots : force et santé, à les prendre l'un pour l'autre. En fait, ils sont loin d'être synonymes. La santé est intimement liée à la force sous certaines conditions, voilà l'extrême que l'on puisse en dire.

Le plus grand physiologiste de l'antiquité, Galien, avait déjà fait la différenciation il y a quinze cents ans. Il était médecin de l'école des gladiateurs à Rome, et on peut l'en croire lorsqu'il attachait à la grosse pratique athlétique, au point de vue de la santé, le qualificatif de *periculosa.*

Il a été observé déjà que la santé absolue est un rêve sur lequel il est oiseux de tabler, et quelques raisons en ont été fournies. On peut y ajouter qu'il est très rare que nous naissions avec tous nos organes également bien constitués, et qu'ainsi nous n'ayons tous quelque partie plus lente, plus irritable, plus sensible, en un mot plus faible. L'athlétisme pratiqué au hasard, ou bien pour quelque objet déterminé autre que la santé pure, la vigueur générale, ne tient aucun compte de cette particularité majeure. La force réelle d'un homme se laisse adéquatement comparer à une chaîne. Or, une chaîne n'est pas plus forte que le plus faible de ses anneaux. Donc, à moins de renforcer systématiquement toutes les parties du corps afin qu'elles se prêtent une aide mutuelle, la force, au point de vue de la santé, peut n'être qu'illusoire. Il est possible, en même temps, d'être très fort et d'avoir une pauvre santé.

La force musculaire est comme un attribut local, tandis que la vigueur de santé est un effet d'ensemble. La santé est la vitalité harmonieusement répartie et combinée. Un homme peut, pendant un certain temps, posséder l'énorme force musculaire nécessaire à l'accomplissement d'exercices prodigieux, et cependant manquer à tel point de cette vitalité profonde et harmonieusement combinée, que, pas plus, peut-être moins que le commun des mortels, il ne soit à l'abri des assauts de la maladie. Regardez ce boxeur avec son biceps phénoménal, — la phtisie le guette. Voyez ce coureur émérite, ce champion de la rame, — c'est d'une affection cardiaque qu'ils périront. Les cas de dégénérescence et d'hypertrophie abondent malheureusement dans le monde athlétique moderne.

Si un athlète est capable d'accomplir tel exploit surprenant et que cette grande force ne serve point à son bien-être vital et ne lui soit d'aucun secours contre la maladie, qu'est-ce que cela prouve? Cela prouve qu'il a suivi un système d'entraînement irrationnel, qu'il a pratiqué des méthodes qui n'ont donné pour résultat qu'un développement physique partiel, parfois fatal. Qu'a-t-il fait en réalité, cet athlète ? Ayant reconnu qu'une partie de son corps était particulièrement douée, son ambition de surpasser autrui a pris pour but unique de travailler et de perfectionner de plus en plus cette partie, et il a condamné les parties naturellement moins favorisées à une inaction relative. D'après l'adage : une chaîne n'est pas plus forte que le plus faible de ses anneaux, sa manière n'a produit aucun gain permanent au point de vue de la vigueur réelle. Il s'est fait une profession, il est vrai, mais, même là, il s'est trompé. Il n'a pas compris que, en négligeant des portions du corps, il a diminué d'une façon appréciable le développement possible des parties elles-mêmes qu'il s'est efforcé de perfectionner. Or, la solidarité est absolue, chaque portion se développant d'autant mieux et devenant d'autant plus forte que le système musculaire tout entier a été mieux exercé.

Écoutons le docteur Lagrange dans son manuel *L'Exercice chez les enfants et les jeunes gens* :

« Un effort intense, mais localisé dans un groupe de « muscles restreint, ne représente pas d'ordinaire une quan- « tité de travail suffisante pour ébranler sensiblement la « masse du sang, pour activer le jeu du cœur et celui des « poumons, ni pour augmenter notablement la température « du corps. Par contre, plusieurs efforts même très modérés, « mais se produisant simultanément dans divers groupes « musculaires, peuvent suffire pour mettre en branle tous « les organes et pour activer toutes les fonctions vitales, la « respiration, la circulation du sang, la calorification, etc. »

Et plus loin :

« Il est évident que le but de l'hygiène doit être cette

« généralisation des résultats de l'exercice et non pas le « développement exclusif des muscles. Si la force muscu-« laire permet à l'homme de repousser avantageusement « une agression, c'est la résistance de tous les organes et « l'énergie de toutes les fonctions vitales qui lui assure la « victoire dans la lutte contre les influences morbides. »

Et encore :

« Nous voudrions voir établir une distinction plus nette « entre ces deux indications si différentes des exercices du « corps, suivant qu'on leur demande de la force ou de la « santé. Dans le premier cas, il faut faire de l'exercice « *athlétique*, et dans le second, de l'exercice *hygié-« nique*. »

Enfin :

« On ne peut considérer comme un critérium de santé « cette condition d'entraînement extrême qui mettrait « l'homme au *summum* de sa force et de sa résistance. Cet « état n'est jamais que momentané. C'est une sorte d'équi-« libre instable que le moindre souffle vient déranger, tandis « que la santé parfaite se traduit, au contraire, par une « grande stabilité dans la forme des organes et dans leur « mode de fonctionnement. L'homme le mieux portant est « celui qu'on retrouve toujours semblable à lui-même, « quelles que soient les variations du milieu où il vit et la « diversité des agents dont il subit l'influence. »

Les athlètes de profession, malgré leurs errements, par suite même de leurs errements, ne sont pas inutiles à la science. S'ils ne pratiquent pas tous une haute sagesse, ils proclament, à leur insu, la vérité que voici : Si l'on peut, par un exercice persévérant, fortifier d'une manière considérable telle partie de l'organisme, on peut aussi, d'une façon analogue, amener d'autres parties à un haut degré de perfection.

En résumé, la force n'est pas nécessairement la vigueur et la santé. Cependant, lorsqu'elle est cultivée modérément dans toutes les séries du système musculaire, elle élève le niveau de la santé. Celui qui aura judicieusement entraîné *tous* ses muscles, aura aussi renforcé *toutes* les fonctions vitales de son organisme. Ce sera un homme sain, fort contre la maladie.

CHAPITRE VII

L'EXERCICE

Si force et santé ne sont pas synonymes, santé et exercice se confondent l'un avec l'autre. La santé accompagne toujours l'exercice physique, surtout lorsqu'il est judicieusement administré à l'organisme. L'activité musculaire est absolument saine pourvu qu'on ne la laisse pas aller jusqu'à l'épuisement. L'excès d'exercice use, rabougrit, rend stupide. A une dose raisonnable et surtout raisonnée, il donne et force et santé

C'est un fait que tout le monde a le désir de se bien porter.

C'est un fait que tout le monde ne se porte pas bien.

Et c'est un troisième fait que, hommes et femmes, nous pouvons nous bien porter, ou nous porter mieux en combattant la prédisposition à la maladie.

Comment? Par l'exercice, un exercice sage, modéré, et, cette répétition est à dessein, raisonné autant que possible.

La belle trouvaille! s'écriera l'esprit superficiel. Mais on sait cela depuis longtemps. Cette vérité a été exprimée, répétée, ressassée à écœurement, et personne n'y contredit. Est-ce que nos médecins, quand nous souffrons de faiblesse du cœur, des poumons, de l'appareil digestif, ou d'une surabondance adipeuse, ou de troubles nerveux à la suite du surménage intellectuel ou autre, est-ce que les médecins, en prenant leur chapeau, ne condensent pas la consultation en disant une dernière fois: « Prenez donc de l'exercice »?

La vérité est acceptée, mais est-elle mise en pratique? Le fait même que les médecins y doivent mettre autant d'insistance ne proclame-t-il pas que la routine est toujours maîtresse? Il n'est pas jusqu'à ceux qui ont la foi scientifique de ce bien qui n'y mettent un manque de persévérance, une indolence, tristes à voir, étonnants à voir, étant considéré l'enjeu : la santé et la vie.

Les savants ont la bonté de nous déclarer que, tout dûment envisagé, comparé, pondéré, l'homme est une créature faite pour vivre cent ans. A voir la manière dont nous nous y prenons, ô le bon billet que nous avons là !

Homo a souci de sa nourriture. La faim l'y force. Mais rien ne le force à s'inquiéter de ce que devient cette nourriture, et son souci est des plus minimes à cet égard. Il n'a cure de savoir qu'une bonne circulation du sang, fruit de l'exercice musculaire et de l'oxygène de l'air, répartira cette nourriture dans son organisme d'une façon salutaire, et exclura spontanément les parties non assimilables en même temps que les déchets provenant de l'usure latente, mais constante, de toutes les parties du corps indistinctement. Les impuretés s'accumuleront dans le sang. L'affaiblissement graduel des organes vitaux entraînera le relâchement de tous les tissus, et la graisse néfaste, la goutte, le rhumatisme, se tiendront aux aguets de ce corps inerte, mal balancé, veule.

Homo a souci de son logis. Il le fait balayer, épousseter, astiquer. Il ordonne d'enlever, secouer, battre, tapis et tentures. Il est plus méticuleux que jamais depuis que la notion du microbe court les rues. Rien n'est épargné. Les domesiques peuvent à peine suffire à combattre toutes les impuretés. La peur de quelque contagion, les convenances, l'habitude, le sentiment artistique, le poussent, le forcent à en agir ainsi avec son intérieur. Mais son véritable intérieur, son intérieur mille fois plus intime, son cœur, ses poumons, son foie, ses muscles, fait-il quelque chose aussi, par l'exercice, pour les nettoyer, les astiquer, les secouer, les débarrasser de leurs impuretés et les rendre beaux et confortables? Si non, plût au ciel qu'il fût à la place de son valet.

Homo a souci de la surface de son corps. Il y est forcé par l'habitude, le malaise qu'on éprouve à se sentir sale, par les convenances qui font considérer comme un opprobre la non-propreté de la peau. Admettons même qu'il soit grand amateur, et que le *tub*, la douche et la baignoire lui aient révélé leurs secrets les plus voluptueux. Il se sent frais, dispos, ragaillardi, après ces charmantes et bienfaisantes débauches. Mais comment arrive-t-il qu'il ne réalise point que, de l'autre côté de la peau, il y a une foule d'objets très intéressants qui ne demanderaient pas mieux que de prendre un bain d'exercice, et qu'il pourrait être tout aussi urgent que pour la peau de leur donner journellement, par l'exercice méthodique et raisonné, de bienfaisantes débauches de santé? Il trouverait, après quelques essais, que cet autre bain donne à l'œil plus d'éclat, au teint plus de transparence, au sang plus de richesse, aux muscles plus d'ampleur et de force, — au total une jouissance plus exquise, et surtout bien autrement importante et permanente dans ses effets. Si l'enlèvement des impuretés extérieures est d'une pratique si agréable et si bienfaisante, en quelle estime ne tiendrons-nous pas l'enlèvement de celles qui peuvent absolument enrayer la santé et la vie?

Homo a souci de sa fortune. Il y est forcé par des charges de famille, des obligations de toute sorte, l'ambition, etc. A cette poursuite il s'inquiète, il s'énerve, il s'exténue. Il manie au mieux ses valeurs, il recherche les placements les plus sûrs, les intérêts les plus élevés. Il spécule de droite et de gauche. Le cours de la Bourse a son souci constant. C'est fort bien. Mais le cours de la vie? Mais son véritable capital, son véritable avoir personnel, le nombre de jours auquel il a le droit de prétendre? Celui-là, le placement vraiment viager, quel taux d'intérêt lui fait-il rapporter? Songe-t-il qu'il n'y a point de spéculation comparable à cette dernière? Il n'en a cure. Son portefeuille le grise, l'aveugle. Il circule dans sa voiture, mange, boit, s'amuse au besoin. Il n'est pas malade, il se portera toujours bien. A aucun moment il n'est saisi de l'idée que le corps est un mécanisme, qu'une machine peut encore marcher même alors que ses essieux sont secs et quelques-unes de ses parties embarrassées de scories diverses, mais qu'il faudra plus de vapeur et un plus fort coup de piston pour lui faire rendre sa somme de travail habituelle. En d'autres termes, la somme d'énergie requise augmente lentement tous les jours, sans qu'il s'en aperçoive, sans qu'il en ait véritablement conscience. D'où la catastrophe souvent. Le crédit financier est respectable et digne d'envie, mais la banque du corps va peut-être fermer ses guichets. Notre homme a gagné une fortune, et il va en dépenser une grosse partie en efforts, vains peut-être, pour retrouver la santé, perdue par sa faute, pour avoir négligé d'enrichir son sang et de se débarrasser des non-valeurs nocives.

L'exercice est indispensable à la santé. Vérité banale. a-t-on dit, tout à fait tombée dans le domaine public, comme les vieux brevets périmés. Seulement la moitié des hommes, encroûtée dans la routine, n'a jamais rien compris à l'invention, et l'autre moitié est trop molle, trop indolente pour l'exploiter. Ouvrez-vous-en dans votre entourage. Vous ne rencontrerez que palliatifs puérils, faux-fuyants qui donnent le change, raisons qui se leurrent.

Il a déjà été parlé de ceux pour qui le *summum* de l'exercice musculaire est une partie de billard, un tour dans les avenues le soir, une journée passée à la campagne de temps à autre.

Il y a ceux qui trouvent que leurs pauvres jambes, par nécessité de leurs occupations, ne se donnent déjà que trop de mouvement. Si leurs jambes sont suffisamment exercées, cela rend-il leurs bras plus forts, leur thorax plus ouvert, les muscles du dos et de l'abdomen plus souples et plus actifs ? Tout le contraire, à cause même de l'excès qu'ils accusent d'autre part.

Il y a ceux qui répondent : « *Laissez donc, je me porte bien comme ça* ». A les entendre, il semblerait que le ciel leur a octroyé quelque parchemin spécial, garantie de santé éternelle. Une sorte d'équilibre existe chez eux aujourd'hui, existera demain, et encore demain. Mais la vie moderne est très factice et fertile en incidents. Elle est constituée par des séries d'actes, soudainement amenés quelquefois, dont résultent des prédominances continuelles dans un sens ou dans l'autre, et qui tendent à modifier ou rompre cet équilibre ou semblant d'équilibre. Or, l'exercice, les contractions musculaires ont pour effet d'obvier à ces modifications et ruptures parfois inévitables, en assurant l'élimination des parties désassimilées, usées, et la juste répartition des éléments assimilables, nouveaux, vivants. D'autre part, qui sait? ces gens qui vous disent qu'ils se portent bien veulent peut-être simplement signifier par là qu'ils ne sont pas malades. Peut-être ignorent-ils absolument ce qu'est la plénitude de vie que le corps est capable d'acquérir par le libre jeu des muscles et le fonctionnement franc, sans heurt aucun, de l'ensemble des organes vitaux.

Il y a enfin ceux qui s'écrient : « *Ah! mon cher, vous avez bien raison, mais qu'y faire? je n'ai pas le temps* ». A parler de la sorte, ils donnent à supposer que l'homme, pour eux, n'est pas une dualité, esprit et matière, en interdépendance absolue. Pourtant, quels que puissent être leur vocation, leur métier ou leur profession, ils ont à se servir des deux. Or, les muscles du corps sont les serviteurs du cerveau, et les mauvais serviteurs ne sauraient faire de bon ouvrage. Pour les occupations moyennes et courantes, un esprit bien développé, servi par des muscles hautement contractiles, accomplira davantage qu'un esprit égal disposant de muscles pauvres. La circulation rapide du sang anime l'homme, fait l'homme. L'exercice est le meilleur stimulant de cette circulation. Le sang passe à travers le corps au repos environ 12 fois par heure, et de 15 à 20 fois à travers le corps en action, d'où augmentation d'assimilation nutritive, augmentation des sécrétions nocives, augmentation de vie cérébrale et intégrale. Ah! vous n'avez pas le temps? Il pourra se faire qu'un jour vous ayez à le prendre, le temps. En vous exprimant ainsi, c'est-à-dire en sacrifiant votre santé à un but quelconque poursuivi, quelque louable qu'il puisse être, vous décorez la façade de votre maison tout en travaillant à en démolir les fondements.

L'argument des gens qui refusent de prendre de l'exercice parce qu'ils ne sont déjà que trop sur leurs jambes amène à quelques remarques sur ce qu'on pourrait nommer l'activité localisée. Elles rentrent d'ailleurs dans l'esprit de ce petit livre qui a pour but final, en vue d'une santé aussi parfaite que possible, de recommander la répartition de l'activité musculaire sur tous les muscles indistinctement.

En fait, le mouvement localisé peut devenir presque aussi nuisible que la privation d'exercice musculaire. La chance de maladie semblerait même s'accentuer davantage par suite de l'opposition, par trop tranchée, entre la partie qui travaille beaucoup et celles qui restent comparativement inertes.

On n'a qu'à inspecter quelques-uns des différents corps de métier. Si l'activité du boucher, par exemple, était mieux répartie, il acquerrait, plongé comme il l'est constamment dans une ambiance de molécules nutritives et assimilables, des proportions colossales qui pourraient n'exclure ni la correction des formes, ni la santé. Son développement étant localisé surtout dans les parties moyennes et supérieures, les congestions sanguines et les apoplexies pulmonaires sont assez dans son destin. Chez les cochers, alors qu'ils ont passé la jeunesse, les viscères sont souvent comme hypertrophiés. Les danseurs développent fréquemment des jambes fort belles, mais les bras sont émasculés et les poitrines maladives. Les forts des halles et les portefaix en général ont des bras et des épaules, mais les jambes et les reins sont raides, la poitrine est écrasée, et les cas de phtisie ne sont pas rares dans la corporation. Le forgeron, le serrurier et d'autres artisans encore développent à l'excès l'épaule et le bras droit, tandis que le côté gauche est comparativement inactif ; la poitrine chez eux se ressent souvent de cette opposition violente entre le travail des muscles de part et d'autre.

Hélas! presque chaque métier a ses infirmités spéciales. Le paysan lui-même, bien qu'il vive à l'air et au soleil, est sujet à l'ankylose des reins, et les instructeurs militaires ont remarqué que les recrues campagnardes se distinguaient par des épaules en avant et la voussure du dos.

Quant à l'absence, à la stagnation du mouvement, le pauvre ouvrier tailleur vient à point l'illustrer ici jusqu'au tristement absurde. Quinze heures chaque jour il gît accroupi sur son ouvrage, la poitrine rentrée, l'action du cœur entravée, les muscles des bras donnant à peine signe de vie, sa respiration pénible à s'échapper s'échappant dans une ambiance viciée. Combien sur cent de ces malheureux ne deviennent-ils pas la proie de la phtisie?

Vous tous qui menez une vie par trop sédentaire, qui négligez, beaucoup d'entre vous de propos délibéré, de vous soucier du fonctionnement de votre corps, vous êtes cet ouvrier tailleur à peu près. Vous êtes cet ouvrier tailleur à peu près, vous, les ouvriers de la pensée, qui localisez le mouvement dans votre cerveau seul, qui laissez stagner le reste de votre corps, oubliant qu'il est le fournisseur du sang au cerveau, et votre maître après tout, quoi que vous fassiez. On ne vous en demande pas tant qu'à la moyenne des hommes; vous ne sauriez le supporter, la plupart, sans détriment psychique certain. Quand même, votre incurie ne devrait pas aller jusqu'où vous la poussez. La surexcitation douloureuse, l'atonie intermittente, les affections névropathiques sont les visiteurs que vous invitez. Quelque stimulant vous tente, parfois le stimulant épouvantable. Et cela quand le stimulant est tout trouvé, dans un exercice musculaire modéré, mais de tous les jours.

On est par moments comme humilié d'avoir à écrire des

ıoses patentes, flagrantes, des truismes de cette sorte. Puis, on regarde autour de soi, on se remémore, et la résignaon vient de poursuivre.

Demandez au premier venu si, dans quelque embarras astrique, ou dans cette lassitude atone qui vient parfois 'une longue contention sur un point difficile à débrouiller, emandez-lui si un petit tour d'une demi-heure à l'air libre e l'a pas soulagé de son engorgement ou élucidé l'idée qu'il ourchassait en vain dans son cabinet d'étude. Il le sait bien, ıais il n'en induit rien comme règle de conduite, afin d'aprendre à prévenir au lieu de guérir.

Prévenir, au besoin guérir s'il n'y a pas lésion organique rofonde, voilà le double objet de l'exercice et de l'éducation hysique. Par ce moyen, il est possible de jouir du bonheur 'une bonne santé et du surélèvement de vie que produit une onne santé. Il y a tristesse à consulter les annonces des urnaux et à se rendre compte des innombrables drogues estinées à des maux qui n'ont aucune raison d'être. Tous es maux existent parce qu'ils sont sollicités, voulus, par la ottise et la veulerie des gens. Aujourd'hui il n'y a qu'à informer pour apprendre les dernières méthodes muscuires capables de prévenir ou de guérir la maladie. La mère, quiète au sujet de son enfant, n'a qu'à s'enquérir pour ouver de quoi lui élargir la poitrine et mettre les épaules retrait. L'adolescent, dont les poumons inspirent des aintes, peut, en persévérant, tranquilliser les appréhensions. 'homme d'affaires, l'avocat, l'écrivain au cerveau congesonné, peuvent se récupérer sans aller au gymnase. La monaine qui déplore l'envahissement de sa taille par le tissu dipeux, la jeune femme qui se désole en décolletant des eux auxquels la malice a donné un nom si cruel, toutes et tous peuvent, sans dérangement et de la façon la plus simpl retrouver le bien-être vital et les avantages personnels c corps.

Et si nous élevons notre point de vue, il nous faudra reco naître que c'est un devoir impérieux pour chacun de nou homme ou femme, — devoir non seulement envers nou mêmes et les lois naturelles, mais encore envers nos famill et ceux qui nous entourent, — de prendre soin de cet org nisme corporel par quoi les acquis et les joies de l'intell gence, aussi bien que les délices des sentiments supérieur arrivent à se manifester. Inutile de nier que nous abuso de la tolérance, souvent longue, et de la force de récupér tion, souvent miséricordieuse, de la nature. Nous laisso notre corps aller à la dérive vers une dégénérescence ho teuse, au point que nous ne vivons pleinement qu'une fracti de notre lot de vie. Au lieu de gagner graduellement c force et en santé de l'enfance à ce que, par une iron inconsciente, on dénomme « la force de l'âge », la plupa des êtres humains autour de nous semblent marcher rebours. A cette époque dite « la force de l'âge » un homm grâce aux efforts qu'il aurait mis en œuvre dans la bon direction, devrait se trouver en possession d'une vitalité tel qu'il pût au fond lui sembler que sa vie ne fait que de com mencer, — s'il est vrai que la vie est constituée par la trip manifestation : physique, mentale, morale. Ce n'est ri apprendre à personne de formuler que, règle générale, l facultés intellectuelles n'acquièrent leur suprême évolutio qu'à une époque qui précède de peu le moment fatal où l puissance physique va éprouver un abaissement. Or, nou devrions augmenter en force et en santé jusqu'à quarant ans, et ensuite conserver une sorte de *statu quo* pendan uinze ou vingt ans. Tout considéré et comparé, tel semble voir été le dessein de la nature.

Nous nous sommes fort écartés de la nature, et rien ne ert de fermer les yeux sur le mode d'existence artificielle uquel nous sommes arrivés et auquel nous devons nous oumettre. Mais, d'autre part, il est tout aussi évident que exercice musculaire est le seul et unique antidote contre les rocédés naturels forcément dévoyés. A moins de se berner rossièrement, il faut reconnaître qu'il est de toute impossi-ilité d'accommoder les conditions d'être existantes avec le ieil ordre de choses qui a existé, mais ce serait également olie de se refuser à reconnaître qu'il est tout aussi impos-ible de négliger impunément les lois fondamentales sur les-uelles le vieil ordre de choses était basé. En d'autres termes, l est absolument urgent de mettre du vieux mode de vivre ans le mode de vivre nouveau, le naturel dans l'artificiel. our atteindre à cette interpénétration de l'un par l'autre, il 'y a, il ne peut y avoir que l'exercice musculaire.

Cet exercice, à tout considérer, est le bienvenu d'où qu'il ienne et quelque forme qu'il prenne, même avec des éfauts. Tout vaut mieux, en somme, que l'inertie et la tagnation. Mais si l'on veut que l'exercice donne ses effets es plus pleins et les plus salutaires, il faut qu'il soit rai-onné, déduit scientifiquement, qu'il constitue une véritable t intégrale éducation, l'éducation physique.

L'éducation physique est la mise en œuvre raisonnée de organisme tout entier. Son secret réside dans l'exercice e tous les muscles. Elle répugne à faire fonctionner certains nuscles, et laisser les autres inactifs et condamnés à l'affai-lissement graduel, au dépérissement. Elle n'a pas pour but nique l'accroissement de la force musculaire, mais le développement de toutes les forces d'assimilation et de vie dans l'organisme. Celui qui la cultive avec persévérance et intelligence verra non seulement augmenter sa force musculaire, mais aussi sa vigueur de santé sous tous les rapports; il améliorera ses fonctions digestives, sa respiration, le cours de son sang, et ses facultés intellectuelles n'en auront que plus d'éclat. Un scieur de bois est fort sans doute, mais il ne serait qu'un jouet entre les mains d'un athlète de cette manière, l'athlète de santé. L'éducation physique scientifique l'emportera sur l'exercice fruste ordinaire.

Il a été parlé de persévérance. En effet, vous aurez à y mettre le temps, mais vous ne regretterez rien. Le temps dépensé à entraîner son corps pour la lutte ordinaire de la vie est le meilleur placement qu'on puisse faire.

Au point de vue qui nous concerne, le point de vue hygiénique, l'entraînement est l'art de se mettre en possession de toute l'énergie physique que comporte le tempérament qu'on a.

CHAPITRE VIII

LES EFFETS DE L'EXERCICE

Chacun sait qu'une machine qui ne travaille pas s'encrasse, se rouille, et qu'on a de la peine ensuite à la remettre en mouvement. Et si le chômage a été prolongé au delà de certaines limites, elle ne marchera plus jamais aussi bien qu'elle a marché. Le corps humain, encore une fois, est un mécanisme, et il doit être traité comme tel, sous peine d'avaries, lentes à réparer, parfois irréparables.

Chacun voit la différence entre le biceps du forgeron et celui de l'ouvrier tailleur. Assurément, personne ne peut ignorer que cette différence provient de ce que le premier fait travailler son bras autrement que le second. Mais la pensée ne vient peut-être pas que *tous* les muscles du corps pourraient bien se laisser entraîner de la même manière, et que, en les faisant travailler, il n'y a pas de raison pourquoi on n'acquerrait pas, par exemple, de bonnes jambes de coureur ou une poitrine athlétique; en d'autres termes, qu'il est possible d'acquérir de la force avec de la force, tout comme on peut gagner de l'argent avec de l'argent.

Sans aller jusque-là, si les gens réalisaient même dans leur minimum les effets de l'exercice, on n'aurait plus le spectacle si fréquent d'hommes usés bien avant l'heure, alors qu'ils devraient être encore en pleine vigueur.

Regardons ailleurs. Voici un négociant, un homme de robe, un écrivain. Ils ont le corps alerte, une démarche assurée, de la lueur dans les yeux ; ils sont capables d'efforts soutenus et ils étonnent de ne jamais trahir de défaillance. Prenez des renseignements, et vous apprendrez sans le moindre doute que ces soi-disant privilégiés ne doivent leurs privilèges qu'à eux-mêmes, à des habitudes invétérées d'activité corporelle bien entendue.

Tâchez de vous remémorer les figures qui vous ont croisé dans les sentiers de la vie. Il est presque certain que vous vous apercevrez que les personnes qui, par nécessité ou par inclination, passaient leurs jours dans une dépense modérée, mais régulière, de force musculaire et de souplesse, se portaient très bien, et qu'elles atteignaient à une vieillesse robuste et sans infirmités. Ces personnes-là se faisaient en outre remarquer par une heureuse disposition d'humeur, la jovialité, la bonté, et elles restaient en fonctions actives à un âge qui avait depuis longtemps remisé à la retraite des fonctionnaires, des marchands, des tabellions et autres sédentaires.

Enfin, prenons un de ces sédentaires, comptable, bureaucrate, employé assis quelconque. Il demeure en banlieue et, régulièrement, il prend tram, train ou omnibus, pour se rendre à son occupation et en revenir. Son corps est au repos tout le jour, dans un local mal ventilé, enclavé dans un encombrement d'habitations. Bientôt, à son retour au logis, il se plaindra du mal de tête ou de cette sensation indéfinissable dans laquelle le cerveau semble s'en aller en voyage. Il ne sera pas aimable avec les siens, peut-être même disposé à s'irriter, et, après un repas copieux, il se sentira somnolent et s'endormira. Ces symptômes désagréables sont dus à l'impureté du sang qui alimente le cerveau. Le bureau est un réceptacle enfermé, vicié par des éléments mauvais, dont le principal est le gaz acide carbonique ; le sang non seulement n'y reçoit pas son *quantum* normal d'oxygène et ne se débarrasse pas du gaz néfaste qu'il charrie naturellement par suite de l'usure des tissus, mais encore une nouvelle charge en est renvoyée aux tissus par les poumons. C'est une accumulation faite pour épouvanter. Le système finit par s'imprégner jusqu'à saturation de principes funestes, et toutes sortes de désordres nerveux — et combien de noms n'ont-ils pas ? — accomplissent leur œuvre, peut-être lente, mais sûre. Cet homme, que ne va-t-il à pied à son emploi, ou que ne cherche-t-il un remède préventif dans quelque exercice musculaire, matin et soir, tous les jours, chez lui, à l'air libre ou dans un local ventilé ?

Essayons de tabuler quelques-uns des effets salutaires de l'exercice. Ils se laissent disposer sous trois chefs :

Effets physiques, ou plutôt plus particulièrement physiques. A cette fin il faut reprendre, une à une, les fonctions que nous avons dit ailleurs constituer la vie, y compris le jeu des muscles et le rôle des nerfs et des os.

Au préalable, revenons sur une considération qui représente comme la clef de voûte de l'édifice physiologique : l'assimilation et la déperdition, la mutation perpétuelle de notre organisme.

La vie physique de l'homme ne connaît rien qui ressemble au repos. Les organes et tissus sans nombre qui constituent l'homme sont sujets à des changements perpétuels, et chacun d'eux, en fonctionnant, subit une destruction de toutes les minutes. Ainsi, nous ne pouvons sentir, nous mouvoir, penser, sans déperdre quelque portion de nous-mêmes, petite ou grande, selon l'énergie de l'acte de l'appareil correspondant, — cerveau, nerfs, muscles. Or, il est évident que ce produit déperdu, ce débris, ce déchet, ne peut rester où il est; non seulement il y serait inutile, mais il ferait obstruction et dommage. Un homme de taille moyenne et dans des conditions normales perd en 24 heures environ 1 kilogramme et demi de cette substance usée, 900 grammes par les pores et 500 grammes à peu près par la respiration. Il faut donc que, par l'alimentation, une quantité égale de substance nouvelle vienne se substituer à la perte. Dans le cours d'une existence cet échange se laisse chiffrer par un bon nombre de tonnes. Ce changement de tissus est tellement radical que pas une seule particule de notre corps d'aujourd'hui ne sera plus nôtre dans un temps donné. Le corps humain se comporte, en bloc, comme le couteau proverbial de Jeannot : il lui avait fait mettre plusieurs lames neuves, aussi un manche neuf, mais, malgré tout, c'était toujours son même vieux couteau. Dans un traité sacré Fénelon a écrit : « L'homme « d'aujourd'hui n'est pas l'homme de demain, et l'homme « de demain n'est pas l'homme de l'année prochaine. » Le brave homme ne pouvait se savoir aussi bon physiologiste.

La nourriture extraite des aliments est reçue par le sang qui, dans sa circulation infiniment ramifiée, dépose où il en est besoin l'espèce et la proportion des matériaux devant rénover et reconstituer chaque partie du corps, et qui aussi, dans sa circulation, agit comme collecteur des impuretés et des particules usées, dans le but de les porter aux organes d'élimination. La circulation du sang, voilà donc le grand agent qui pourvoit à cette double fonction, ne s'arrêtant jamais un seul instant, de l'enlèvement et de la réparation. On se rend bien compte quel effet sur la santé doit avoir l'obstruction ou le ralentissement de cette double fonction.

En quoi l'action musculaire affecte-t-elle donc la circulation du sang ? Son influence est énorme. Après qu'elle a envoyé le sang à travers les artères dans les muscles et toutes les parties du corps, la force de l'action du cœur est à peu près épuisée, et quelque autre force additionnelle est nécessaire pour ramener rapidement le sang au cœur à travers le réseau des veines. Cette force additionnelle est fournie par les muscles qui, lorsqu'on les fait se contracter, pressent sur les veines, et forcent le sang en avant vers le cœur, toujours en avant, parce que les veines sont munies de soupapes semblables à celles des pompes : elles admettent le sang mais l'empêchent de rétrogader dans la direction d'où il vient. On voit donc que la contraction musculaire stimule la circulation du sang, du sang qui nourrit et du sang qui élimine. D'autre part, le cœur lui-même gagne en volume sain et en saine structure. Ses fibres musculaires s'accroissent, leur tissu devient plus ferme, plus dense, et se dépouille de toute agglomération adipeuse capable de le gêner et de lui enlever de sa tonicité.

L'action musculaire stimule les poumons et la respiration, cette faculté maîtresse qui les réveille toutes, qui leur commande à toutes. Lorsque nous respirons à l'état de repos, nous ne consommons qu'une petite partie de l'élément vital de l'air, l'oxygène. Pendant un exercice musculaire quelconque, la contraction des muscles tire, aspire le sang du cœur plus rapidement. Nous respirons plus profondément, et ainsi nous fournissons une plus grande quantité d'oxygène au sang à son passage à travers les poumons. Toutes les cellules pulmonaires entrent en jeu, l'oxygène pénètre jusque dans les plus reculées, et le sang se purifie radicalement par l'abandon de l'acide carbonique et autres miasmes délétères dans l'exhalation. Le poumon repousse de tous côtés les pièces osseuses qui l'emprisonnent, il se dilate, et nous avons vu ailleurs jusqu'à quel point l'exercice musculaire pouvait transformer l'ampliation du thorax lui-même. De l'oxygène, et encore de l'oxygène. Quand on court, on absorbe sept fois plus d'air qu'au repos. Chez l'homme habitué à l'exercice, la respiration garde longtemps son rythme régulier; elle est vite troublée chez l'inactif.

L'exercice musculaire stimule les organes de la digestion. En se contractant, les muscles puissants de l'abdomen pressent le contenu de la cavité abdominale, ils le pétrissent en quelque manière, et de la sorte ils augmentent ce qu'on appelle l'action péristaltique des muscles de l'estomac et des intestins. L'effet en est de hâter le passage de la nourriture à travers l'appareil digestif, de favoriser le rythme journalier de l'évacuation, sans avoir recours à l'une quelconque des cent drogues affectées à cet office, annoncées dans les feuilles publiques à grand renfort d'argent, et dont le malheureux public ignorant croit faire une sauvegarde salutaire.

L'exercice musculaire accroît le volume des muscles. Il rend leur tissu plus net et le débarrasse de toute graisse superflue. Leur contractilité augmente. Ils deviennent capables de faire plus d'ouvrage avec une quantité donnée de force déployée. En attirant le sang à eux, les muscles en travail soulagent une congestion possible des organes internes.

L'exercice musculaire ajoute de la résistance aux ligaments et au système osseux. Les os obéissent à la loi de mutation continuelle qui préside à notre être. En surplus de la composition qui a été décrite, le sang contient aussi des chlorures, des phosphates, etc. En activant sa circulation par l'exercice musculaire on favorise la saisie au passage et l'assimilation des éléments nécessaires à l'entretien du système osseux. Les articulations subissent à un haut degré l'influence du travail musculaire. On n'a qu'à comparer une jointure qui a gardé une longue immobilité à celle qui est soumise à des mouvements répétés. Celle-ci possède une extrême mobilité, chez l'autre les os peuvent en arriver à se souder entre eux.

Le cerveau, on ne sait au juste ce que c'est, mais il dépend entièrement de l'activité circulatoire pour faire descendre le sang dont il s'est servi et pour le remplacer par du sang fraîchement oxygéné. Si l'alimentation du cerveau par le sang n'est pas fréquemment renouvelée de la sorte, cet organe déperd de sa puissance de pensée vigoureuse, et les maux de tête, les congestions, l'insomnie, la folie même, sont tout à fait dans l'ordre des choses.

Les nerfs, accusés de tant de méfaits et auxquels les naïfs font porter tant de responsabilités, ne peuvent que bénéficier de l'action musculaire, puisqu'ils sont intimement impliqués dans cette action. Leur inflammation ou leur atonie s'expliquent presque uniquement par la mauvaise composition du sang, sa faiblesse, ou l'irrégularité de sa circulation.

Résumons et appuyons encore.

L'exercice musculaire c'est le salut, parce que c'est le mouvement imprimé à toutes les parties d'un corps qui est fait pour se mouvoir, le branle bienfaisant communiqué à toutes ses fonctions qui ne demandent qu'à fonctionner ; c'est la dépense et la combustion augmentées, et par suite les recettes et l'assimilation activées d'autant. Les aliments laisseront aux organes et tissus la proportion des matières nutritives dont ils ont réellement besoin, ni plus ni moins. Les conditions actuelles de la vie sociale tendent à faire tomber de plus en plus l'emploi des forces physiques de l'homme, du barbare primitif que la nature nous défend de cesser d'être tout à fait. L'affreux et triste à voir type abdominal est de rencontre de plus en plus fréquente. Cette tendance doit être combattue et il faut chercher à se donner et à multiplier le type thoracique, appelé aussi type montagnard. Il n'y a pour cela qu'un seul moyen : agrandir le champ de la respiration par l'exercice musculaire, — d'où énergie accélérée de toutes les fonctions. Quand il y a plus de respiration, il y a aussi plus de charbon brûlé, plus de chaleur, plus de transpiration, plus de décomposition. Il y a dans l'économie moins de vieux matériaux et de molécules vieillies, partant moins de chances de maladie. Les actes assimilateurs, sécréteurs et excréteurs, se trouvent ramenés aux lois de la vie normale auxquelles il est défendu de désobéir longtemps.

En un mot, il y a plus de jeunesse et de vigueur partout. Tous les organes perfectionnés exécutent leur tâche avec de meilleurs outils. Un axiome physiologique dit que la fonction fait l'organe, c'est-à-dire que l'organe subit des changements favorables par suite de l'acte souvent répété et par son adaptation à cet acte.

Effets moraux. — La perfection physique entraîne avec soi des qualités morales. Il n'est pas de tyran comparable à un corps fonctionnant mal, affaibli, malingre.

L'invigoration corporelle dissipe les préoccupations morbides. Les papillons noirs s'envolent au loin comme par enchantement. Le penchant à la mélancolie est anormal et remonte le plus souvent à des causes purement physiques.

Sous l'influence naturelle et rassérénante de l'exercice assidu et bien compris, le dyspeptique perd son irritabilité et redevient une joie pour les siens. Le corps et ce qui n'est pas le corps, en interdépendance absolue, se prêtent aide mutuelle.

La richesse du sang, la vigueur vitale, produisent la force nerveuse, laquelle est indispensable à l'effort intellectuel et au développement des facultés. Rien ne paralyse le travail de la raison et de la réflexion, l'envol des hautes pensées et de l'imagination, comme un corps dont les fonctions sont languissantes et toujours à la merci d'incidents pathologiques.

L'empire sur soi-même, la maîtrise de soi, sont un fruit de l'éducation physique. Elle apprend à rester calme et contenu devant les difficultés, à ne pas trahir intempestivement ses émotions, à réprimer les écarts du caractère, à ne pas se laisser abattre par le chagrin et l'insuccès. En effet, toutes les émotions, tristesse, joie, colère, crainte, jalousie, se traduisent par des mouvements musculaires, et ces mouvements sont contrôlables par la volonté. L'éducation physique donne une aptitude plus grande à *vouloir*. Elle enseigne et développe la volonté par l'usage répété qu'on en fait. Dans tout exercice musculaire il s'agit de surmonter une certaine somme de résistance, et le pouvoir qui agit à travers les muscles pour surmonter cette résistance est un pouvoir de volonté. De cette modification d'ordre moral, combinée avec celle d'ordre matériel, naît la vraie forme du courage.

Effets plastiques. — Qu'est-ce que la grâce? Une résultante. C'est la force contrôlée, c'est la manifestation de la mesure correcte d'énergie en vue d'un résultat défini. En termes plus simples, c'est la force consciente musculaire qui permet de commander aux mouvements du corps, qui en assure la coordination. Chez une personne exercée toute contraction musculaire s'adapte directement et sans perte au mouvement en vue ; l'inhabile a des muscles paralysés dans leur effet par la gaucherie de quelque muscle antagoniste. Les mouvements généraux du corps se perfectionnent parce qu'on apprend, en faisant des mouvements dans l'exercice musculaire, quels sont les muscles les plus aptes à telle ou telle allure, à telle ou telle attitude. A la longue, ces corrélations musculaires deviennent profondes, intimes, inaltérables. Évidemment, la grâce est un don qu'un certain nombre apportent en naissant, de même qu'on apporte en naissant d'autres dons divers. Mais lorsqu'il faut l'acquérir, le moyen le plus rapide et le plus certain est l'exercice musculaire judicieusement pratiqué d'après un principe scientifique.

Un corps parfaitement beau où la force est unie à la grâce, à la souplesse, aux lignes symétriques, nous remplit toujours d'admiration. Combien y en a-t-il de tels, et combien y sont arrivés sans l'éducation physique, consciemment ou inconsciemment pratiquée? Les lois naturelles sont là. Un muscle inactif ne tarde pas à se déformer et à devenir une masse de chair flasque et quasi inerte.

L'activité du système musculaire, dans son ensemble, est absolument essentielle à la symétrie et à la beauté, aussi bien qu'à la force et à la santé. Quand on contemple les chefs-d'œuvre de la statuaire grecque on est enclin à penser qu'à cette époque la nature était tout particulièrement généreuse. Tout considéré, cela n'est guère dans les probabilités. Seulement l'éducation physique était pour les Grecs ce qu'est devenue pour nous, actuellement, l'éducation intellectuelle. Ils étaient persévérants et judicieux dans leurs exercices, et ils obtenaient des corps beaux et forts parce qu'ils donnaient à chaque portion du corps son emploi naturel et sain. Ils ne se laissaient pas dominer par des manies comme les nôtres et nos fausses pruderies. La religion de cette noble famille aryenne consistait à placer l'homme en relation physique parfaite avec l'univers et avec leurs dieux. Et l'on sait de reste que leur méthode physique n'a pas produit des résultats physiques seulement.

La santé est la base de toute beauté physique. Celle-ci est l'expression visible d'un organisme fort et harmonieux. Elle consiste dans l'harmonie des formes, dans la force vitale, et dans la couleur. Voyez l'éclat de ces yeux, le coloris de ces lèvres, la douceur de cette carnation, le charme magnétique qui émane de toute la personne, — bonne digestion, bonne circulation, abondance de vigueur physique. Quand la santé décline, la beauté ne tarde pas à s'évanouir.

CHAPITRE IX

LES DIFFÉRENTES SORTES D'EXERCICE

L'absolue nécessité de l'exercice musculaire ayant été établie, il sied de prendre en considération sommaire les différentes formes d'exercice en usage parmi nous.

De peur qu'il n'y ait méprise sur les intentions, commençons par déclarer que, nonobstant les critiques formulées et les dangers signalés, il n'y a aucune envie, avouée ou latente, de dénigrer l'une quelconque de ces formes. Toutes les récréations en plein air, tous les exercices musculaires sont appréciés à leur mérite. A leur propos l'encouragement est général, parce que les inconvénients et les périls qui en peuvent parfois résulter sont d'importance moindre en comparaison avec ceux qui accompagnent les récréations enfermées et la veulerie musculaire.

La marche est le plus commun de tous les exercices musculaires, très utile et très sain à coup sûr. Tous les athlètes qui se préparent pour n'importe quel championnat en font comme la base de leur entraînement. Rien ne peut se substituer à la marche en tant qu'exercice, et tout système d'éducation physique la porte à son programme. Il y a cependant marche et marche. Flâner et se dandiner n'est pas marcher, hygiéniquement parlant. Il faut, pour recueillir un bénéfice, marcher d'un pas élastique, rapidement, énergiquement, la tête haute, les épaules en arrière, le ventre rentré, et prendre l'habitude de respirer profondément. Si l'allure est défectueuse, si l'on penche la tête en ruminant ses préoccupations, on perd les bienfaits de la chose, et l'on risque même à la longue de contracter quelque malformation des épaules et du dos. Pour tirer le profit complet, il en faut au moins deux heures par jour, 8 à 10 kilomètres. Ceux qui n'ont pas autant de temps à leur disposition, fussent-ils même disposés à braver les inclémences du temps, doivent se mettre en quête de quelque supplément et complément aisé et condensé.

La course, puisqu'on s'accorde à regarder la capacité respiratoire de l'individu comme mesure de sa vitalité, doit constituer un exercice excellent. Elle est presque indispensable au développement de l'adolescent. Mais il est évident qu'elle ne peut pas constituer la totalité de l'exercice à prendre. Et si on vise, par ce moyen, au développement maximum de la vitesse du sujet, on réalise la plus grande violence possible, sans exception, et l'on se précipite vers l'affection cardiaque. Comme exercice de développement, la course occupe une très bonne place, à condition qu'on ne fasse pas courir ensemble des sujets trop différents les uns des autres en âge et en force.

La bicyclette est grande favorite à l'heure présente. Pratiquée de la vraie manière et dans les limites, elle constitue réellement une forme d'exercice idéal, en ce sens qu'elle permet de combiner la jouissance du grand air et du paysage avec un minimum de force employée. Il faut que la machine, selle et guidon, soit parfaitement adaptée au cavalier; il faut qu'il s'adonne à son plaisir petit à petit s'il n'a pas exercé ses muscles au préalable de quelque autre manière, et qu'il ne persiste pas à rouler quand il se sent à court de respiration. Les cyclistes par trop enthousiastes risquent gros jeu. La position anormale, l'attitude anti-physiologique qu'ils ne se plaisent que trop à imprimer au thorax et à la colonne vertébrale, jointe au manque de bon usage des muscles du haut du corps, sont aptes à produire des déformations regrettables. Le cycliste est soumis à des tentations de chaque instant, et il y a plus de cœurs faibles endommagés par cet exercice qu'on ne voudrait le croire. Au mieux le cyclisme seul n'est pas un exercice suffisant parce qu'il sacrifie le haut du corps et les bras aux jambes. En exerçant d'autre manière les muscles négligés, on peut arriver, avec de la prudence, à un résultat bienfaisant plus complet.

L'escrime est aussi en grande faveur. Au point de vue qui nous occupe, elle est erreur. En premier lieu elle n'est pas un exercice de plein air, et l'on ne sait vraiment pas trop pourquoi elle ne l'est pas. La salle est close avec le plus grand soin. On y respire un air qui a déjà passé par nombre de poumons, sans parler de la fumée de tabac et des exhalaisons de l'éclairage. Or, un homme en travail musculaire a besoin de 28 fois autant d'air qu'un homme immobile. En second lieu l'escrime déforme : elle tend à abaisser et développer l'épaule du côté de la main qui travaille, à produire une véritable incurvation de la colonne vertébrale. L'agilité, la précision des mouvements, l'aisance dans la marche, que procure cet exercice, arrivent à compenser et à masquer cette déviation, mais elle est là néanmoins, surtout chez ceux qui sont délicats de constitution, trop jeunes, ou qui pratiquent avec excès. Pour bien faire, il faudrait se livrer à cet exercice des deux mains. Enfin, l'escrime est le plus intellectuel des exercices physiques. Un assaut d'armes constitue un effort d'attention très intense. Combiner, deviner, déjouer, c'est un travail ininterrompu, un apport incessant d'influx nerveux du cerveau vers les muscles. A la fatigue physique vient s'ajouter l'épuisement nerveux, et le tout ensemble est pareil à l'irritation qui suit un fort travail intellectuel. Nous sommes loin du dogme de l'application aussi minime que possible du cerveau au travail musculaire hygiénique et bienfaisant.

L'aviron est un exercice très charmant si on le prend au point de vue de la promenade récréative et non de l'entraînement. Il est compatible avec tous les âges et tous les tempéraments. Pratiqué à l'excès, il a aussi une tendance à la déviation dorsale, moindre aujourd'hui depuis l'adjonction des bancs à coulisse. Il faut éviter de ramer trop fréquemment avec une seule rame, si l'on ne veut risquer la convexité dorsale du côté qui ne travaille point. Le fait était notoire chez les esclaves qui ramaient sur les trirèmes de la Rome antique. Au mieux, l'aviron retombe dans la catégorie des exercices qui n'exercent qu'une partie des muscles du corps.

En fait de gymnastique, il y en a plusieurs :

Il y a l'athlétisme anglais des sports en plein air, lesquels, au point de vue de la santé, sont dignes de toute estime. Ils sont éminemment récréatifs, un résultat psychique de la plus haute valeur. Ils enseignent la coordination des muscles et de la volonté. L'œil voit la situation, la volonté commande aux muscles, et la mesure du succès ainsi obtenu procure un réel plaisir. L'homme est placé en face de son semblable aussi bien que devant la nature. Dans tous ces sports où deux camps se trouvent en présence, chaque groupe musculaire, du train supérieur et du train inférieur, agit, sans système préconçu, à ses risques et périls, pour le plus ou moins grand bénéfice de l'économie entière. Il ne faut pas non plus se dissimuler que la plupart de ces jeux sportiques mettent en action très vigoureuse le bras droit seulement, et cet usage exagéré peut à la longue entraîner des incidents fâcheux. A propos de quelques-uns de ces sports il est encore à remarquer qu'ils engendrent une émulation excessive, une émotivité intense qui atteint le cœur. Le nervosisme qui affecte tant de sujets de nos jours semble les exclure de ces pratiques plus ou moins violentes. C'est pourquoi les exercices dont se délecte un peuple ne sauraient se transporter textuellement et fidèlement chez un autre peuple.

Il y a la gymnastique suédoise, fondée par Ling en 1815. Elle est éminemment ennuyeuse avec ses « espaliers » et ses « râteliers », et pourtant bien entendue. Ses exercices sont simples et naturels. Sa tendance est physiologique et médicale. Elle cherche à faire exécuter lentement les mouvements et à leur donner une grande ampleur. De même qu'un appareil dont il sera parlé au chapitre suivant, elle prolonge méthodiquement les contractions; l'intensité doit aller en croissant lentement, et les efforts doivent augmenter progressivement. Comme effet hygiénique, cette méthode est infiniment supérieure à celles dont il nous reste à parler ici.

Il y a la gymnastique des poids et des haltères. Pour devenir bienfaisant, il faut que cet exercice soit très bien dirigé. La pratique en est difficile et délicate. La grande majorité des gens qui s'y adonnent à bâtons rompus et selon leurs propres lumières se font certainement plus de mal que de bien. Au point de vue du développement général du corps, le principe de la résistance lourde commence à être banni.

Quant à la gymnastique allemande, devenue française avec Amoros, et telle qu'elle est pratiquée dans les endroits dits gymnases, nous assistons à un soulèvement général contre elle. On n'a qu'à ouvrir n'importe quel volume scientifique récent qui traite du corps, de ses mouvements, de l'exercice à lui donner, pour la voir condamnée sans restriction et sans rémission. Le docteur Tissié dit dans son livre *La fatigue et l'entraînement physique* : « Le principe de « cette gymnastique est mauvais; c'est celui de la suspen- « sion sur les bras provoquant des attitudes multiples de « compression. Il est basé sur l'effort violent avec arrêt de la « respiration; il a pour effet la congestion. Alors que les « exercices de gymnastique devraient être appliqués d'après « le développement musculaire et les lois de la mécanique « humaine, c'est-à-dire en plus grande partie par le train « inférieur que par le train supérieur, la gymnastique fran- « çaise a tout renversé; elle va contre les lois de la nature. « Cette gymnastique est dangereuse; aussi voyons-nous les « gymnases désertés par les hommes mûrs qui auraient « besoin de s'exercer encore plus que les adultes.... Il n'exis- « tait pas d'appareils de suspension dans les stades antiques; « tous les exercices se pratiquaient de plain-pied et au plein « air, selon les lois de la nature, et c'est pour cela que la « Grèce nous a légué la forme pure dans ses lignes simples.... « La gymnastique française est violente; elle ne repose sur « aucune donnée scientifique, elle s'adresse surtout au train « supérieur par les mouvements de suspension sur un point « d'appui instable pris sur la mobilité du trapèze et surtout « des anneaux.... Selon la loi du moindre effort, ce sont les « mouvements qui répondent au jeu des groupes muscu-

« laires les plus développés et les plus forts qui sont exécu-
« tés de préférence, d'où, par exemple, prédominance des
« deltoïdes et des pectoraux chez les gymnastes trapus et
« aux bras courts, parce que l'instrument a établi lui-même
« la sélection, le gymnaste allant presque automatiquement
« vers l'exercice qu'il exécute avec le moins de peine. »

Le docteur Lagrange, dans son *Exercice chez les enfants et les jeunes gens*, s'exprime ainsi : « Dans ces exercices les
« bras ont à mouvoir dans divers sens le poids du corps. Ils
« usurpent en quelque sorte le rôle des jambes. Mais ce que
« les jambes accomplissent facilement à cause de leurs puis-
« santes masses musculaires, les bras l'exécutent avec
« difficulté, et doivent employer toute leur énergie soit pour
« faire progresser le corps en hauteur à la force du poignet,
« soit pour le faire passer successivement de la suspension à
« l'appui par le mouvement qu'on appelle le rétablisse-
« ment. Un homme qui exécute un rétablissement fait un
« travail représenté par le poids de son corps multiplié par
« deux fois la longueur des bras. Aussi est-ce surtout chez
« les gens qui s'adonnent au trapèze, aux anneaux, aux
« barres fixes, aux barres parallèles, qu'on observe ce
« développement excessif des muscles qui entourent l'épaule
« et cette saillie des masses charnues de la nuque souvent
« disgracieuse par son exagération.... La gymnastique des
« agrès déforme ceux qui en abusent. Elle tend à ramasser
« le corps et à lui donner une apparence voûtée : 1° en
« grossissant outre mesure les muscles des épaules et du
« dos; 2° en exagérant la convexité de la colonne vertébrale
« au niveau des sept ou huit premières vertèbres dorsales.
« Elle tend non pas à diminuer l'ampleur réelle du thorax,
« mais à faire paraître la poitrine rentrée, en portant le

« moignon de l'épaule en avant, en dedans et en haut. »

Le même auteur dit encore, en se jouant, que la gymnastique actuelle ramène l'homme à son état primitif, alors qu'il vivait sur les arbres, et il lui donne le nom de *gymnastique des singes*. Et encore, comme le fait observer le professeur Mosso, les singes aident le travail musculaire de leurs mains avec leurs pieds et leur queue, tout en ayant le siège bien moins développé et bien moins lourd que l'homme.

Enfin, l'éminent physiologiste que nous venons de nommer fait observer : « Quiconque a fait de la gymnastique aux « barres parallèles, aux anneaux, à la barre fixe, se sera « aperçu de la sensation de dislocation, de meurtrissure, « d'engourdissement, qui se manifeste ensuite dans certains « muscles. Dans cette gymnastique on interrompt l'exercice « avant de jouir du bénéfice de la fatigue.... Dans tous les « exercices de suspension et d'appui, la résistance à vaincre « est toujours le poids de notre corps. Mais les muscles « n'ont pas la même force chez toutes les personnes. La « disproportion entre l'effort et la fatigue que coûte le même « exercice est, pour ce motif, très grande chez des individus « différents, et on ne parvient pas à effectuer certains « exercices de gymnastique malgré toute la force de la « volonté.... La barre et les parallèles sont le symbole et « l'incarnation de la gymnastique allemande. Cependant, « dans la vie, il n'arrive jamais de faire des mouvements « comme ceux que l'on exécute sur les parallèles. En aucun « lieu, en aucune circonstance, on ne trouve jamais deux « points d'appui entre lesquels on ait à soutenir le poids de « son corps à bras tendus ou pliés, et à faire de la voltige, « des dislocations et des renversements. Car pourquoi

« imposer aux enfants des mouvements fatigants si, après « tout, ils ne sont pas appelés à se servir de ces mouvements « dans la lutte pour l'existence.... Que diriez-vous d'un profes- « seur d'escrime qui enseignerait des bottes et des parades « qui ne se présentent jamais?... Cette gymnastique ne tient « pas compte de cette nécessité de préparer les muscles à « une longue résistance au travail. Elle cherche seulement à « produire de grands efforts, le maximum d'effort possible, « mais elle ne procure pas à l'individu l'aptitude à pour- « suivre le travail et à y résister d'une manière soutenue.... « Les troubles du rythme des battements cardiaques sont « des plus évidents. Dans le cours d'un effort musculaire « prolongé le sang ne circule pas bien. Nous nous en aperce- « vons en voyant le gonflement des veines du cou, la « congestion du visage, et la teinte violacée que prend la « peau.... Nous sommes obligés d'interrompre l'effort, plus « à cause du trouble de la circulation et de la respiration « que de l'épuisement de la force des muscles. Les contrac- « tions musculaires prolongées, telles qu'elles se présentent « souvent dans la gymnastique aux appareils, ont en physio- « logie un nom spécial. Elles sont dites *tétaniques*.... Cette « gymnastique s'est propagée et elle est devenue populaire « pour deux raisons : on lui supposait une base scientifique « et on la croyait utile à la vie militaire. Ni l'une ni l'autre « de ces hypothèses n'a résisté à la critique. Jusqu'à ces « dernières années les éducateurs et les physiologistes « s'étaient bornés à dire que la gymnastique allemande était « inutile et ennuyeuse. On commence maintenant à dire « qu'elle est nuisible ». (*Éducation physique de la Jeunesse*).

C'est, parmi les savants, un *consensus* rare des opinions.

violente, congestionnante, antihygiénique, antiscientifique. Tout le monde ne peut même pas prendre ce qu'elle offre. Chaque appareil opère comme une sélection naturelle : ceux qui peuvent continuent, les autres s'en passent, et ces derniers sont les faibles, précisément ceux qui ont le plus besoin.

Revenons aux jeux et aux sports. Nous l'avons dit, nul désir ici d'en rabaisser aucun ni d'en dissuader personne. Le vélocipède, l'aviron, le cricket, la boxe française, le *foot-ball*, le *lawn-tennis*, l'équitation, la natation, l'escrime, le golf, le polo, le *hockey*, le *Badminton*, voire le marteau, le disque, les boules, tout cela a du bon. Mais comme les esprits sont souvent légers, on se croit tenu d'avertir et de mettre les périls en évidence.

Tous les sports ont du bon, mais il ne faut pas tendre trop tôt à se spécialiser. Il peut être inutile ou même mauvais de cultiver trop particulièrement certaines aptitudes et de chercher à les porter à la hâte à leur dernier degré de perfection; c'est par là que les *desiderata* de l'hygiène diffèrent de celles du sport qui vise au professionnel. La spécialisation hâtive n'atteint pas le but proposé, qui est le développement harmonieux de toutes les aptitudes physiques compatibles avec le tempérament particulier du sujet. Voilà le véritable entraînement hygiénique qu'on est tenu de poursuivre. Équilibre, et non prédominance.

Presque toutes les formes d'exercice ont du bon, nous le répétons encore, mais du bon jusqu'à un certain point, et pas davantage.

Pourquoi?

Parce qu'aucune de ces formes n'arrive à exercer qu'une proportion restreinte du nombre considérable de muscles dans le corps humain. Or, il est urgent que tous les muscles indistinctement soient mis en activité. Tous exigent qu'on s'en occupe. En négliger une série pour porter au maximum une autre série, ce n'est pas faire besogne de véritable athlète, dans le sens que l'hygiène et la science donnent à ce mot. Celui-ci est un homme dont *tout* le corps est sain, dont tous les organes travaillent harmonieusement en interdépendance de bien-être. Aucun sport, aucun jeu ne saurait, seul, réaliser cet idéal. Excellents en eux-mêmes dans des limites de raison, il leur manque comme un complément, comme un régulateur, comme un correctif, ou plutôt comme un principe scientifique faisant fonction de base.

Pourquoi encore?

Parce que la vigoureuse action de séries de muscles au détriment d'autres séries peut amener des incidents et moindres et fort graves. Si les exemples abondent de gens vieux sans l'être, d'invalides avant l'heure, faute de mouvement suffisant des muscles, il n'est pas rare de constater des cas de malformation, de déviation, de rétrécissement de poitrine, de dilatation et de faiblesse du cœur et des cellules pulmonaires, par suite du surmenage soi-disant athlétique. Sans entraînement préalable de tous les muscles, les sports, la spécialisation outrée dans un sport, peuvent devenir très mauvais. Plusieurs d'entre eux sont, plus ou moins, de véritables agents provocateurs de surmenage. Ce n'est pas à une époque où les pertes nerveuses sont rapides dans la mêlée pénible et continue de notre ambiance sociale qu'il faut encore dépasser toutes les bornes et se jeter dans l'outrance des exercices physiques. L'accroissement véritable et sain du tissu musculaire, la vigueur renforcée des organes et leur jeu harmonieux, ne peuvent être amenés que par l'exercice fréquent, régulier, de tous les muscles contre une résistance modérée. Il s'agit de bâtir et non de lacérer.

L'exercice, quand il est accompagné d'une tension modérée et bien répartie, amène le sang aux muscles en abondance suffisante et développe la fibre musculaire pure. L'exercice violent et localisé produit le muscle hypertrophié, celui où le tissu fibreux de connection tend à s'amasser aux dépens de la vraie fibre. L'exercice violent traîne à sa suite, il faut le dire encore une fois, l'hypertrophie du cœur, une sorte de luxation des organes internes, une dégénérescence plus ou moins rapide, mais à terme fatal. Les athlètes de profession et les grands enleveurs de poids vont rarement un peu loin dans l'âge.

Un surmenage occasionnel peut, en certains cas, ne pas laisser de traces fâcheuses, tant la nature est clémente avec sa puissance de récupération. Mais le maximum de cette puissance de récupération n'est possédé que par ceux qui d'habitude se maintiennent en santé parfaite. Il faut prendre soin de cette puissance en exerçant notre corps régulièrement et méthodiquement. L'observance de la bonne moyenne entre l'insuffisance et l'excès de l'activité maintient, augmente même la puissance de récupération. On est à l'état d'entraînement hygiénique stable si l'on donne un peu de temps, tous les jours, à l'exercice de *tous* ses muscles, et cela, en addition, si l'on veut, au temps qu'exige la pratique du jeu, du sport, du genre athlétique qu'on peut avoir choisi de préférence.

Nous ne pouvons mieux terminer et résumer ce chapitre que par une citation du professeur Mosso, tirée de son livre l'*Éducation physique de la Jeunesse*.

« Le problème de l'éducation physique ne saurait être
« résolu ni par les seuls militaires, ni par les professeurs
« de pédagogie, ni par les maîtres de gymnastique.

« De quelque côté qu'on envisage la question, on trouvera
« toujours que ce problème dépend de la physiologie. »

CHAPITRE X

LE PRINCIPE SCIENTIFIQUE DE L'EXERCICE

S'il est admis que l'exercice musculaire est bon pour la santé, qu'il est plus désirable que jamais dans les conditions d'artificialité où nous sommes obligés de vivre; s'il est admis que la grande majorité des gens n'en prennent pas assez ou n'en prennent pas du tout, par inertie naturelle, manque de temps, ignorance de quelque mode d'exercice efficace, état maladif ou autre cause; s'il est admis que ceux qui en prennent sous forme de jeu, sport, ou athlétisme quelconque, n'exercent que certaines séries de muscles, souvent au détriment d'autres séries, et sont en outre enclins à tomber, ou tentés de tomber dans l'excès et la violence; s'il est admis que la véritable culture physique consiste dans l'éducation des muscles, de tous les muscles du corps humain, et que, quelle que soit leur bonne condition naturelle chez un sujet quelconque, cette culture, si elle repose sur des principes scientifiques définis, doit avoir une tendance à les améliorer de la même manière que, dans le monde de l'intellect, un cours d'études systématique développe et mûrit le génie; si tout cela est vrai, sommes-nous, ici encore, à court de moyens en vue d'un résultat, et à la recherche de quoi y satisfaire?

C'est, en effet, une sorte de moyen gymnastique idéal qu'on semble devoir imaginer pour remplir tant de *desiderata* divers. Il faut que ce moyen soit à portée, qu'il convienne aux deux sexes, aux jeunes et aux vieux, qu'il soit peu coûteux, qu'il ait en soi un système d'exercices efficaces condensables en très peu de temps, qu'il soit efficace en ce sens qu'il exerce tous les muscles sans exception, qu'il soit simple dans sa construction, aisé à manier, voire même aisément transportable.

Il faut que ceux qui ne s'adonnent à aucun sport, qui sont condamnés à rester toujours en ville, qui sont sédentaires par inclination ou par nécessité, qui ont vu leurs forces et leur vitalité décroître par suite de négligence, d'abus de leur corps, ou de surmenage cérébral excessif, rencontrent dans ce moyen, dans cet appareil, en quelques minutes, de quoi activer leur respiration, le flux de leur sang, leur capacité de digestion; il faut qu'ils y trouvent, en un laps journalier très restreint, de quoi nettoyer leur organisme des produits de désassimilation, des déchets usés, des débris impurs qui l'engorgent et le souillent, qui le prédisposent à la maladie; il faut, en un mot, que ce moyen leur maintienne la santé s'ils la possèdent déjà, qu'il la leur restaure s'ils l'ont perdue.

Quant à ceux qui pratiquent déjà un jeu, un sport, un athlétisme quelconque, presque toujours le même et mettant en action vigoureuse, parfois violente, les mêmes séries de muscles ou à peu près, il faut que cet appareil cherché leur procure de quoi, facilement et rapidement, mettre en action les muscles moins bien traités ou entièrement négligés, qu'il leur serve de régulateur, d'entraînement préalable, de complément; bien mieux, de base initiale scientiique d'un développement musculaire sain et sans danger.

Un autre problème que doit résoudre l'appareil rêvé pour exercer tous les muscles, c'est celui du *quantum* de la résistance mécanique.

Il a été déjà dit qu'il y avait muscle et muscle. L'exercice contre une résistance lourde, indépendamment de ses périls, tend à produire un muscle laid, dur au toucher même à l'état de repos. Cette dureté provient d'un accroissement anormal de la substance fibreuse qui unit les faisceaux de véritable fibre musculaire. Le muscle ainsi bâti n'est pas sans utilité pour un travail lent et pénible, mais il est incapable devant les mouvements rapides et souples. Il ressemble à ce cheval de camion qui n'a jamais été attelé qu'à des fardeaux, et auquel il serait vain de demander l'action rapide et désinvolte du trotteur, dont les mouvements ont été développés par un dressage vif et léger.

Mais il est un autre genre de muscle, le vrai muscle de force basée sur la santé, le muscle idéal en quelque sorte. Celui-là n'ébahit point le naïf alors qu'il n'est pas tendu. Puissamment contracté, c'est de la pierre; au repos, absolument doux au toucher, pliable, souple. Il est fait de pure fibre musculaire, avec un minimum de tissu connectif; il est gracieux, ses sinuosités naturelles sont familières à l'art, son volume est comme adouci, fondu, dans sa belle conformation, et il n'y a qu'à lui faire subir une épreuve d'haleine pour apercevoir sans tarder guère sa supériorité sur l'autre.

Que ressort-il de cette double considération? Ceci : que la somme de poids ou de résistance imposée à un muscle en travail constitue un facteur d'importance première. Or, il est un principe physiologique qui se laisse sommairement formuler comme suit : afin de faire rendre un maximum de travail à un muscle, il faut que ce muscle soit modérément chargé ; si la résistance est portée au delà d'un certain point, le muscle se trouve *forcé*, il subit comme une entorse, et le travail est moindre.

D'où il appert que lorsqu'on veut obtenir le développement le meilleur et le plus normal par l'exercice des muscles, il ne faut soumettre ceux-ci qu'à une résistance modérée seulement.

Il est une école qui prétend vous exercer avec une canne, une table, des chaises, voire même avec l'aide de rien du tout; il en est une autre qui ne jure que par les grosses machines et les haltères en *crescendo* phénoménal. Ici encore, une fois de plus, la sagesse se rencontrera dans la moyenne, dans le compromis, puisque le développement musculaire idéal semble devoir être le fruit de mouvements lents contre une résistance modérée.

L'appareil gymnastique que nous cherchons doit donc, en outre des nombreux *desiderata* énumérés plus haut, reposer sur le principe de la résistance modérée.

Dans un agencement à destination d'exercice musculaire, la résistance modérée ne peut se produire que par le moyen de poulies à poids, ou bien par la tension de cordes élastiques en caoutchouc. Ce dernier mode paraît devoir être préférable. Il est plus économique, moins encombrant, mais ce n'est pas là le principal. Quand on opère avec un mécanisme où la résistance provient d'un poids suspendu à une poulie, on déploie un maximum de force au début du mouvement, afin de vaincre l'inertie du mécanisme et faire sortir le poids de son état de repos; ensuite la force à déployer reste la même jusqu'au bout. Au contraire, dans le cas de la résistance provenant de la tension de cordes en caoutchouc, il n'y a pas, à vrai dire et à moins qu'on ne s'y prenne mal, de secousse initiale, et la force à déployer ensuite augmente par degrés jusqu'à la fin du mouvement.

Nous arrivons donc à ceci : la résistance graduellement croissante d'une corde élastique enroulée sur des poulies est de nature à donner au muscle vrai la meilleure chance de développement. Sa résistance très légère au début de la contraction suffit pour appeler le sang aux muscles engagés dans l'action, et la tension musculaire uniformément croissante jusqu'à la contraction *maxima* fournira le développement de la fibre dans le corps du muscle approvisionné de sang.

Depuis quelques années il existe des appareils d'exercices musculaires qui, vraiment, semblent répondre à toutes les conditions, matérielles et scientifiques, qui viennent d'être déduites une à une. Quand les temps sont mûrs, les procédés ne manquent pas de se déclarer. Le mot « appareil » est vraiment bien gros, bien ambitieux, pour un agencement d'une simplicité extrême, qui se laisse presque mettre dans la poche, qu'on accroche n'importe où, qu'on déplace en un moment d'une chambre à l'autre sans rien endommager, qui se laisse adapter aux hommes, aux femmes, aux enfants, aux forts et aux gringalets, et qu'on dispose dans une petite boîte pour l'emporter en voyage. Le simple triomphe, ici comme presque toujours.

Les plus simples et les meilleurs de ces petits appareils de gymnastique de plain-pied et en chambre consistent en une corde élastique en caoutchouc qui s'enroule sur des poulies. Chacune des extrémités de la corde aboutit à une poignée. Le tout, car c'est tout, se fixe au moyen de deux petites vis à crochet, l'une à 2 m. 25 environ de hauteur, dans le montant d'une porte si l'on veut, et l'autre dans le plancher. Il est même de ces appareils pour lesquels il n'est besoin de faire le moindre trou, et que l'on enlève et accroche ailleurs comme on le ferait d'un vêtement. Les poulies sont au nombre de trois et disposées en triangle. Celles de droite et de gauche sont à tourniquet afin que l'appareil puisse se prêter à n'importe quels mouvements et jouer dans n'importe quelle direction. La force de résistance s'accroît avec la distance à laquelle on se place par rapport aux points d'attache. Si l'on prend les deux poignées dans la même main, la résistance est doublée. On conçoit que, selon son mode d'emploi, l'appareil peut fournir une variété de résistances, et, comme il a déjà été dit, à chaque exercice la résistance s'accroît par degrés jusqu'à un *maximum* de contraction musculaire.

Ces appareils sont faits de puissance diverse pour convenir aux enfants, aux femmes, aux hommes, aux athlètes. Il en est même qui sont disposés de telle façon qu'il n'en est besoin que d'un seul pour toute une famille. Ils sont peu coûteux, toujours prêts, ne font aucun bruit, pèsent moins d'un kilogramme, y compris la boîte.

En apparence des jouets. A les voir, on ne saurait se douter de ce qu'ils recèlent de moyens puissants et de résultats en rapport. L'imagination a de la peine à concevoir tout un gymnase scientifique réduit à une miniature aussi infinitésimale. Tous les mouvements possibles à exécuter dans un gymnase outillé d'après n'importe quelle méthode, on peut les exécuter avec ce très curieux petit agencement. Il fournit à toutes les parties du corps sans exception, et à tous les organes internes qui correspondent aux surfaces. Avec lui vous pratiquez tous les sports, cyclisme, canotage, *lawn-tennis*, boxe, natation, escrime, voire le jet du disque et du marteau.

Avec cette sorte d'appareil il n'y a pas à chercher, à tâtonner, à se décourager dans des études préliminaires sur la manière de s'en servir. Un des objets de l'exercice musculaire est de procurer une récréation, un soulagement au travail de la pensée. La nécessité d'une participation cérébrale aussi faible que possible, en vue de résultats bienfaisants pleins, est de toute évidence. Or, ici, vous n'avez pas à penser, parce que d'autres ont longuement pensé et expérimenté pour vous. Il existe des tableaux, des planches, des cartes, où tous les exercices, si simples qu'ils soient, ont été scientifiquement arrangés dans le but de mettre en action tous les muscles du corps, — tronc, cou, bras et jambes, — par de nombreux et vigoureux mouvements d'un muscle à la fois ou d'une paire de muscles à la fois, sans grande fatigue, on pourrait presque dire avec la somme de fatigue qu'il vous plaira d'encourir. Le principe est de faire des contractions vives avec une paire de muscles jusqu'à ce qu'on les sente un peu las, puis de les laisser se récupérer pendant qu'on met en mouvement une autre paire dans une autre partie du corps. Ainsi, une paire après l'autre est employée, un peu lassée, puis reposée, et après que tous les muscles ont été physiquement exercés de la sorte, l'économie totale, loin d'être fatiguée, est rafraîchie et renouvelée. Qu'on se souvienne ici de ce qui a été dit ailleurs à propos de la fatigue. Une petite fatigue tonifie. Une fatigue journalière modérée est le meilleur préservatif contre la fatigue.

Au total, un travail léger, souple, rythmé, capable non seulement de développer des muscles de la vraie bonne qualité, mais aussi d'activer, de fortifier tous les procédés vitaux qui fonctionnent dans la poitrine et dans l'abdomen.

C'est le gymnase chez soi, facile, pratique, peu dispendieux, à la portée de tout le monde, sans danger d'aucune sorte, un bienfait, peut-être le salut pour les faibles de poitrine, les anémiés, les dyspeptiques, les maigres, les obèses, les cérébraux, les sédentaires de tout acabit. Le convalescent, encore alité, peut tout doucement essayer ses forces qui reviennent, à un appareil fixé à son lit. Qui n'a pas une demi-heure, un quart d'heure tous les jours à consacrer à la préservation de la santé, ce bien que, lorsqu'on l'a perdu, on donnerait tout au monde pour regagner?

Quoi qu'il en soit, il est certain que cette sorte d'appareils ne va à l'encontre d'aucune des vérités scientifiques qui ont été développées jusqu'ici. Il nous semble même qu'il abonde fort dans leur sens. Qu'on nous permette encore quelques citations à l'appui.

Dans le livre : *l'Exercice chez les enfants et les jeunes gens*, le Dr Lagrange dit : « Tout homme peut et doit, « avant de s'exposer à la fatigue, se soumettre à la prépara- « tion que nous appelons « l'entraînement préalable », et « qui n'est que la prise de possession des aptitudes physiques « dont il porte en lui comme le germe ». Et ailleurs dans le même ouvrage : « La plupart des troubles de la santé « sont le résultat d'une rupture imprévue des conditions hy- « giéniques auxquelles le sujet avait accommodé sa vie. Aussi, « est-ce une imprudence de ne pas compter avec l'éventua- « lité d'une fatigue imprévue, et de ne pas tenir les rouages « de notre organisme dans un état de préparation suffisant « pour qu'un travail accidentel ne soit pas une cause de « dommage... Si la transition est trop brusque, elle présen-

« tera toujours certains dangers. Si tant de jeunes gens « deviennent malades dans leur première année de service mili- « taire, c'est qu'ils entrent au corps sans avoir subi cet en- « traînement préalable qu'il serait si facile de leur donner. »

Dans son autre ouvrage : *Physiologie des Exercices du corps*, le même savant docteur fait observer : « Les exercices « qui déforment le corps sont, en premier lieu, ceux qui « n'en font pas travailler également toutes les régions. On « doit donc adopter une forme de gymnastique dans laquelle « toutes les parties du corps soient soumises à un travail « régulier proportionné à la force de leurs muscles. »

Voici quelques citations de l'éminent professeur Mosso, prises dans son écrit : *L'éducation physique de la jeunesse*. « Cette idée de la fatigue *générale* et des moyens « efficaces pour l'obtenir dans des conditions hygiéniques, « devrait, à mon sens, être le principe dominant dans l'orga- « nisation de la gymnastique.... Par un travail gradué de « tous les muscles, ou tout au moins des plus importants, « on peut habituer progressivement l'organisme à résister « aux poisons de la fatigue.... Les effets physiologiques des « contractions, les changements qui surviennent dans la cir- « culation sanguine et lymphatique du muscle sont plus ef- « ficaces pour sa nutrition lorsque ces muscles ne restent « pas longtemps contractés.... L'entraînement est une habi- « tude et une immunité que nous acquérons à l'égard des « poisons de la fatigue, et qui peut se comparer, jusqu'à un « certain point, à l'habitude et à l'immunité que nous ac- « quérons pour le tabac et l'alcool. »

CHAPITRE XI

LES JEUNES ET L'EXERCICE

Les parents ont une grande responsabilité. Leur devoir impérieux est de veiller à l'éducation physique de leurs enfants. N'accordent-ils pas à leur intelligence la culture et les soins qu'elle réclame, cette culture et ces soins fussent-ils même souvent erronés et sans propos direct? Pourquoi donc ne pas en agir de même avec leurs corps en vue d'un développement analogue? Pourquoi se refuser à envisager une vérité aussi énormément flagrante, à savoir qu'une vie dont la santé est absente ne produira jamais rien.

Voyez-moi ce brave homme. Il a des chevaux dans ses écuries. Il sait de reste que le foin et l'avoine ne leur suffisent point, qu'il leur faut, sous peine de vices et de déchéance, le grand air et le mouvement, et il les leur fait donner, même à vide et sans utilité personnelle immédiate. Ce parfait honnête homme, qui d'ailleurs ne manque pas d'intelligence, fait pour les bêtes qu'il a achetées ce qu'il croit inutile de faire pour l'enfant qu'il a procréé, et qu'il a placé dans un pensionnat quelconque et cher, où la nourriture est bonne et où l'on enseigne bien.

L'élevage, appuyé sur des données scientifiques, a produit des bœufs, des moutons, des porcs superbes. Il est vraiment temps que, d'une façon au moins analogue, scientifique, on nous fasse de beaux hommes et de belles femmes.

Chez les très jeunes tout doit être subordonné à la croissance. L'enfant ne croît qu'une fois, dit la sagesse la plus élémentaire, il a tout le temps d'apprendre.

La nature pourtant clame assez haut ce précepte. Les enfants veulent donner l'essor à leurs muscles et à leur vitalité. Regardez-les aussitôt qu'on les lâche. A la maison ils ne peuvent rester tranquilles. On s'en agace, on s'en énerve, on gronde. C'est un tort. Ces enfants tourmentants font preuve de vigueur et de santé. Apitoyez-vous plutôt sur ceux qui sont réputés sages. L'étude, l'étude, c'est fort bien, mais voulez-vous donc que ce garçon de dix ans soit déjà un rat de bibliothèque, que cette fillette du même âge se comporte comme une jeune personne qu'on conduit à l'autel? Laissez flotter les rênes. Davantage de plaisir, davantage de joie, et pas tant de règlements scolaires ou domestiques. Laissez-les remuer, courir, s'ébattre, faire du bruit, afin qu'ils fassent d'abord une bonne provision de santé. La santé, vous la leur devez absolument. Tout ce que vous pouve leur donner d'autre ne saurait à aucun degré servir d'équivalent. Ce garçon turbulent et qui piétine fréquemment sur les convenances, rien ne l'empêchera, avec l'âge, de devenir un monsieur très comme il faut. Cette petite, rebelle aux jolies manières, l'instinct la remettra, quand le moment sera venu, à la retenue la plus correcte. Laissez, laissez faire dans la mesure la plus étendue du possible.

Laissez, laissez les jeux faire librement leur œuvre. Ecoutez le Dr Lagrange dans son livre déjà cité : *L'exercice chez les enfants et les jeunes gens.* « Il faut endurcir de

« bonne heure la surface cutanée de l'enfant et cuirasser « ses nerfs sensitifs. Il faut lui permettre, lui imposer au « besoin, les exercices les plus capables de le débarrasser de « cette crainte maladive de la douleur qui tend, à notre épo- « que, à tourner vraiment à la névrose.... Gardons-nous d'ex- « clure de notre catalogue les exercices dont l'allure n'est « pas absolument correcte et compassée, ou ceux qui expo- « sent l'enfant à recevoir quelques horions.... C'est dès l'en- « fance que doit commencer la répression de cette sensibi- « lité excessive, car c'est dans l'enfance qu'on en observe « les manifestations les plus accusées.... Chez l'enfant l'é- « ducation du courage a pour première indication l'atténua- « tion de la sensibilité.... Le jeu fût-il un peu brutal, que « signifie le danger d'une joue meurtrie, d'un œil « poché », « en comparaison du bénéfice qui consiste à acquérir ces « qualités viriles dont le courage est la base.... Pour que « l'homme soit courageux, il faut que, dans cette sorte de « conflit qui s'établit entre la volonté qui commande et la « sensibilité qui refuse, ce soit la volonté qui l'emporte. »

Que l'enfant joue librement et de tout son instinct, et qu'il s'habitue de bonne heure à quelques exercices musculaires judicieusement gradués et suivis. Ce lui sera une habitude bienfaisante qui durera toute sa vie comme la pratique de la propreté extérieure, et qu'il transmettra lui-même à ses enfants. Si vous créez chez votre fils l'amour de la force et de la beauté viriles, vous lui ferez faire un plus grand pas dans une vie de tempérance que par tous les sermons, menaces, entraves et châtiments. L'habitude de l'exercice musculaire est un traitement préventif et préservatif que nul autre n'égale. A l'époque de la puberté, l'excitation musculaire générale et la légère fatigue qu'elle fait ressentir à tout l'organisme a pour effet de reporter sur l'ensemble une exubérance sensitive qui tend à se concentrer fâcheusement. Et plus tard encore, son corps bien entraîné le fera sortir indemne des rigueurs du régiment.

Les garçons, ceux d'entre eux qui le veulent bien, s'arrangent toujours pour avoir une certaine part d'exercice, insuffisante à coup sûr, au moyen des jeux traditionnels. Mais comment en est-il avec les fillettes et les jeunes filles ? Si elles deviennent belles et bien faites, on peut presque le mettre sur le compte d'un accident heureux. Dans le cas contraire, elles se désolent et accusent leur mauvaise chance. Elles ne savent pas, les pauvrettes, combien leurs directrices sont à blâmer avec leur idéal *a priori* de la *demoiselle*. On les a bien conduites à la promenade, deux par deux, bien sages, sans le plaisir, sans la joie qui tonifient et qui invigorent; il y avait peut-être une balançoire dans leur jardin; périodiquement des leçons de maintien; on leur a dit des milliers de fois : « *Ce n'est pas convenable !* » et aussi : « *Mademoiselle, tenez-vous donc droite* ! »…….

Il n'y a aucune raison pourquoi les jeunes filles ne deviendraient pas, toutes, belles de santé. Il ne leur faut que le grand air, l'exercice en abondance, et si on les laissait suivre librement leurs instincts naturels en cette matière, elles en useraient largement, comme les garçons. Il leur faut aussi moins de paperasses vaines sur des pupitres mal bâtis. Herbert Spencer, qui ne se pique guère de galanterie, a observé que la supériorité mentale et physique des hommes est due à leurs méthodes de vivre plutôt qu'à des aptitudes naturelles spéciales, et il dit textuellement : « Privées en « forte mesure de ces exercices du corps, vigoureux et « exhilarants, au moyen desquels les garçons adoucissent les

« maux d'une culture intellectuelle excessive, les filles sentent « ces maux dans toute leur intensité, et de là vient qu'une « plus petite proportion d'entre elles grandissent saines et « bien faites. »

L'éducation physique est capable de donner beauté et santé aux filles comme aux garçons. Elle peut changer du tout au tout la structure et l'apparence de la personne à l'âge qui sépare l'enfance de la période adulte. Elle peut perfectionner, développer, rendre symétriques toutes les parties de l'organisme. La laideur et la faiblesse physiques sont en quelque sorte contre nature, en tout cas un péché contre la nature. L'entraînement physique et esthétique des jeunes devrait être tel qu'un dos voûté ou des joues anémiées leur parussent aussi abominables que l'ivresse l'était aux Spartiates, — qu'ils eussent honte d'être malades, — que des jambes mal plantées ou des biceps flasques fussent quasi taxés d'immoralité....

L'exercice des jeunes doit nécessairement varier selon l'âge du sujet.

Jusqu'à douze ans, les jeux abondants semblent devoir suffire. En surplus des bienfaits des mouvements physiques, ils enseignent de très bonnes choses qu'on ne trouve point dans les livres. On peut y adjoindre quelques exercices faciles et simples, quelques mouvements de plain-pied selon la méthode suédoise, ou, si ce moyen n'est pas à portée, quelques minutes chaque jour avec le petit appareil décrit au chapitre précédent. Quoi qu'on fasse, il faut que les exercices soient simples, légers, avec une petite fatigue musculaire mais sans fatigue nerveuse. Il faut éviter de congestionner. Pas de spécialisation, la généralisation.

Voilà les mères bien rassurées. Le docteur Lagrange dit :

« Ces craintes exagérées de l'exercice sont de date relative-
« ment récente : elles ont pris naissance en même temps
« que les engins de gymnastique... Dans l'esprit des mères
« et même des pères de famille, la gymnastique est une
« pratique dangereuse ; or, depuis le colonel Amoros,
« gymnastique et exercice sont synonymes en France, et l'on
« ne peut parler des exercices du corps sans évoquer l'idée
« de danger. »

Avec l'adolescence on peut, graduellement et prudemment, avec entraînement préalable des muscles comme il a été dit et répété ailleurs, avancer vers les sports en germe et les sports.

Tout au long nous n'avons eu en vue que les comparativement forts et bien portants. Mais il y a aussi les faibles, ceux dont le corps n'est pas symétriquement constitué, ceux qui souffrent de quelque tare héréditaire. Et puis, fort, c'est bientôt dit, mais ce mot n'a qu'une signification bien relative si l'on considère que l'enfance et l'adolescence constituent une évolution, et par là même tombent sous l'aléa, sous la griffe pathologique. Quoi qu'il en soit, pour les uns et les autres, l'exercice judicieusement adapté est un développeur, un régénérateur, un redresseur, un guérisseur. Que d'enfants malingres on a laissé grandir et porter toute la vie un membre mal fait, une poitrine écrasée ou un dos mal formé, parce que les jeux et les sports leur étant excessifs, on s'est cru autorisé à négliger entièrement leur système musculaire. De combien de déviations lentes une application par trop prolongée n'a-t-elle pas été la cause, déviation à laquelle on eût pu parer en s'y prenant à temps. Or, des exercices simples existent qui redressent la tête, effacent les épaules, avancent la poitrine, affermissent les muscles autour de la taille. Des exercices simples existent pour obvier aux tendances à une malformation ou à un trouble organique quelconque.

Nous avons parlé de pupitre, d'application, d'étude, pendant la période de croissance et de développement vers le moment adulte. Le mental, le mental, il y a infiniment trop de mental parmi nous. Le succès dans le monde tel qu'il est organisé aujourd'hui, sur le pied d'une lutte âpre pour l'existence, dépend de beaucoup de choses et de dons auxquels les livres n'ont rien à voir. Un savant débile est au même titre incomplet qu'un ignorant hercule. L'éducation, l'éducation, on n'entend que ce mot à signification toujours et toujours tronquée, sur lequel, depuis une éternité, on brode des théories boiteuses sans nombre. Il en est une cependant, patente, inamovible, vraie au delà de toute expression, et c'est que la culture du corps est tout au moins aussi importante que celle de l'esprit, et que ces deux cultures, *ensemble*, constituent *l'éducation*.

Pour terminer, écoutons un des maîtres de la sagesse moderne :

« La nature est un comptable exact; et, si vous lui « demandez plus qu'elle ne doit dépenser d'un côté, elle « rétablira la balance en faisant une déduction ailleurs... « Chez un enfant et un jeune homme, il faut subvenir au « remplacement quotidien des tissus que l'exercice corporel « détruit, également à celui des tissus cérébraux qu'usent les « études de la journée; il faut subvenir encore à la crois- « sance du corps et au développement du cerveau ; et à ces « dépenses de forces il faut ajouter celles qui résultent de la « digestion d'une grande quantité d'aliments nécessaire à « tout ce travail. Or, pour détourner de la force d'une direc-

« tion dans une autre, il faut la faire tarir dans une de ces « directions. Donc, si dans la jeunesse la dépense de force « appliquée au travail mental dépasse les intentions de la « nature, la somme de forces restante tombe au-dessous de « ce qu'elle devrait être, et l'on amène inévitablement des « maux d'une espèce ou d'une autre. »

Et ailleurs, en parlant du surmenage cérébral chez les hommes faits, il observe à propos des jeunes :

« Les excitations cérébrales faibles, mais continues, pro- « duisent des troubles viscéraux moins forts, mais chroni- « ques. Qu'on considère donc combien grand doit être le « mal fait aux enfants et aux jeunes gens par une excitation « exagérée des facultés de l'intelligence. »

Et plus loin :

« L'abus de l'étude est erroné au point de vue des con- « naissances à acquérir, car l'esprit, comme le corps, ne « peut s'assimiler plus qu'une certaine somme d'aliments, « et rejette bientôt le trop-plein de faits que vous lui pré- « sentez. Il est erroné parce que son effet est d'inspirer le « dégoût de l'étude. Il est erroné encore, parce qu'il sup- « pose que l'acquisition des connaissances est tout, qu'il « oublie que l'organisation des connaissances est beaucoup « plus importante, et que, pour cette organisation, deux « choses sont nécessaires : le temps et le travail spontané de « la pensée. Le progrès de l'intelligence individuelle est « gêné par une accumulation de connaissances mal digérées. « Ce ne sont pas les connaissances amassées dans le cerveau, « comme la graisse dans le corps, qui sont de grande valeur, « ce sont les connaissances converties en muscles de « l'esprit. » (Herbert Spencer, *De l'éducation intellectuelle, morale et physique*.)

Voilà qui est exprimé admirablement. La pensée adipeuse au lieu de la pensée musculaire, c'est le fruit d'un organisme né double et qui prétend dissocier les cultures qu'implique sa dualité.

CHAPITRE XII

LES FEMMES ET L'EXERCICE

Toutes les femmes ne peuvent pas être belles, bien que la plupart puissent le devenir. En tout cas, toutes peuvent être gracieuses et agréables à voir, pourvu qu'elles s'efforcent de développer leur être physique. Ce qu'on nomme l'attrait est essentiellement physique, et ne peut se produire et se rehausser que par la culture physique. Il a été observé par le maître cité tout à l'heure que l'attirance, combien qu'on ergote, est essentiellement physique. Nous avons tous été témoins de cas sans nombre où la perfection corporelle, seule, a suscité des passions irrésistibles. Les cas sont plus rares de passions semblables créées par des dons purement intellectuels ou moraux. Il est certainement vrai de dire que, parmi les éléments divers dont l'union en proportions diverses est capable de produire chez l'homme l'émotion qui s'appelle l'amour, l'attrait physique est le plus puissant.

Dans ce domaine de la culture physique, la femme va être obligée de conquérir sa place au soleil comme elle l'a fait et le fait à divers autres propos. Elle a contre elle la sotte éducation première qui emmaillotte et momifie, les préjugés, les notions arriérées du convenable et du pas convenable, et quoi encore? Elle a le droit pourtant, comme l'homme, d'aérer sa chair, d'assainir ses tissus, de jouir de la totalité de son organisme physique. Certes, s'il y a une égalité de droits entre les deux sexes, c'est celle-là. Ce qu'on appelle le féminisme, qui n'est que la manifestation parfois outrée de notions absolument justes et de toute correction, n'a point d'aspect moins sujet à controverse que celui de cette égalité. On se demande par quelle aberration ont été saisis ces quantités de gens qui ne voient que l'homme, l'homme seul sur la brèche et militant, et qui, en conséquence, lui attribuent à lui seul le droit à tous les développements. On n'en sortira pas. C'est toujours l'antique légende de la femme issue de la chair de l'homme, et, par conséquent, seconde en rang, inférieure. Idée à rebours, car la vraie militante, c'est elle; la privilégiée, c'est elle; la génératrice à qui toute conservation et tout progrès se rattachent, c'est elle.

Et c'est elle qu'on s'est plu, qu'on se plaît à laisser dans l'abandon quant à la culture physique de son corps. Pour quantité d'esprits irréfléchis ou morbidement atteints, elle demeure, elle doit demeurer le jouet joli, le débile, le fragile, l'enfantin qu'on aime en raison de cette puérilité et de cette faiblesse. Il est une école de littérateurs de boudoir qui ne semblent connaître, ni comprendre, ni vouloir entendre, cette créature autrement. L'un d'eux n'a-t-il pas prétendu que si les femmes s'adonnaient aux exercices du corps, c'en était fait de la beauté, et qu'on aboutirait à « l'ovariotomie de la grâce »? Oh, les pauvres hommes d'esprit! Ils parlent « des femmes », de celles qui les entourent habituellement, une série toujours la même, mais ils semblent tout ignorer de « la femme ». Ces femmes-là sont livrées aux vapeurs, à la neurasthénie, aux rêvasseries malsaines, aux défaillances hystériques, et, penchées sur de méchants romans ou des tapisseries oiseuses, leur imagination surmenée s'égare dans un inconnu exalté de vivre qu'elles pourraient apaiser, réaliser, par l'épanouissement de la vitalité corporelle tout entière, et de la joie saine et équilibrée qui en dérive.

Le féminisme le plus étendu et toutes les égalités ne sauraient faire que la femme ne soit destinée à être mère. La possession d'organes spéciaux à cet objet a été invoquée comme argument condamnant chez elle la pratique systématique de l'exercice musculaire. A coup sûr il y a là à observer des restrictions et des ménagements qui vont sans dire. Mais n'est-il pas de toute évidence que, meilleur le système musculaire et la vigueur générale de l'organisme qui s'ensuit, et meilleurs les organes appelés en jeu au moment de ce qui a été si bien nommé « le travail ». Est-ce que tout le monde ne sait pas que les femmes du peuple, en dépit de tâches quotidiennes souvent excessives et d'une alimentation qui ne laisse que trop à désirer, traversent leurs couches bien plus aisément que les belles madames bien nourries, bien dorlotées, mais étendues tout le jour sur un sofa, et par conséquent mal en point pour l'effort musculaire final?

D'aucuns prétendent qu'à faire de l'exercice corporel la femme pervertirait les jolies formes données par la nature, qu'elle déformerait ses pieds, ses mains, gâterait son teint, et quoi d'autre encore. La nature n'est pas invariablement harmonieuse, gracieuse et artiste. Peintres et sculpteurs en savent quelque chose, puisqu'il leur faut de ci de là, chez des sujets privilégiés, chercher leurs courbes et le développement idéal. Qui dit développement implique capabilité de développer, et il n'y a que l'exercice systématique, joint à une sage nutrition, qui ait cette capabilité. Les yeux brillants, l'arc sanguin des lèvres, le teint qui tant captive même avec des traits ordinaires, ce n'est autre chose que de la bonne circulation, de la bonne digestion, de l'élimination abondante par les millions de pores, de la santé en un mot. Les femmes qui devraient en savoir le plus sur elles-mêmes en savent le moins, ou l'on ne verrait pas toutes les pratiques en même temps enfantines et funestes que l'on voit chez elles. On leur a appris toute sorte de choses, excepté les lois fondamentales de l'hygiène. C'est par l'application d'ingrédients néfastes qu'elles remplacent la connaissance des lois naturelles qui évoluent la beauté. Elles s'ingénient à tort et à travers sur leur figure, et elles ignorent les fonctions du corps qui sont plus d'à moitié les facteurs de cette figure. Jamais il n'y eut et il n'y aura de préparation artificielle capable d'embellir un teint plombé ou couperosé par suite de la mauvaise action des fonctions vitales du système. Pour ce qui est des pieds et des mains, elles n'auront jamais que les extrémités que la naissance leur a données, et ce n'est pas la marche et quelques exercices légers, tout ce qu'on leur demande d'ailleurs pourvu que ce soit *continu*, qui pourront les affecter d'une manière appréciable. Au contraire, les attaches étant plus fermes, les extrémités paraîtront moins lourdes encore. En somme, la femme belle est la femme bien portante, et celle que le hasard a dotée à la naissance devient belle deux fois, et reste belle longtemps, si elle consent à vivre selon la nature, qui exige impérieusement l'activité du corps.

Que dire des bras filandreux, des angulosités, des creux attristants qu'il n'est pas rare de contempler dans les réunions mondaines ? Voilà, certes, du non-développement s'il en fut, presque toujours le résultat navrant d'une éducation qui n'a jamais connu l'exercice sous aucune forme. Entre l'omoplate et la clavicule se trouve une petite surface remplie seulement par des muscles ; quand ceux-ci manquent d'ampleur, il se forme le creux qu'on déplore. Les affligées s'écrient dans l'intimité : « *Que vais-je faire pour mon cou, ma poitrine? Comment combler ces désolantes excavations?* » Eh bien, il en est temps encore. Si vous voulez remplir ces creux, perfectionner le cou et le buste, il vous faudra travailler à l'amélioration. Il vous faudra persister pendant des semaines, peut-être pendant des mois, à faire, au moyen du petit appareil du chapitre X, des exercices localisés qui développeront le tissu contractile des parties affectées. Il n'existe point, il ne peut exister de médication capable de fortifier et de développer les muscles du cou et de la poitrine ; l'exercice judicieux est le seul et unique médecin.

Un grand nombre de femmes perdent leurs formes, et souffrent aussi d'autre manière, à la suite de couches répétées. Cela ne devrait point arriver, pas à ce point, si, faisant appel à une série de mouvements scientifiquement ordonnés, elles encourageaient les muscles abdominaux et les ligaments relâchés à reprendre de leur condition normale. Même en dehors de ce cas spécial, le professeur Mosso, dans son livre : *L'educazione fisica della donna*, recommande les exercices qui mettent en mouvement les muscles de l'abdomen, et il dit que si ces exercices sont utiles aux hommes, ils sont absolument indispensables pour les femmes.

A trente-cinq ans une femme devrait être dans le plein épanouissement, on pourrait dire la pleine jeunesse de la

BIBLIOTHÈQUE NATIONALE R.F. IMPRIMÉS

vie. Il y en a qui le sont. A cet âge-là elle devrait être plus belle, plus attirante que jamais, avec un caractère fortement trempé et une personnalité bien accusée. Le phénomène est assez rare, et il n'en saurait être autrement à cause de l'éducation physique reçue et des habitudes que cette éducation a entraînées. Ce qui leur nuit souvent c'est le tour de taille. Nous venons de le dire, il est très important d'agir sur cette partie du corps par des exercices scientifiquement combinés, car, à mesure que les muscles se fortifient, se prononce l'élimination des tissus superflus de cette région. On ne peut nier que, chez un grand nombre de femmes d'âge mûrissant, cette partie de l'organisme musculaire est dans un état voisin de la paralysie, par suite surtout d'une vie trop indolente. Les corsets trop lacés ne peuvent, c'est clair, qu'empirer le mal.

On ne peut trop insister sur l'absolue nécessité pour la femme de se donner du mouvement, et par la marche au grand air et par la pratique fréquente d'exercices musculaires légers adaptés à ses forces, à ses besoins, aux circonstances de sa vie. Sa nervosité naturelle est une raison de plus à ajouter à d'autres raisons. Qu'elle soit belle et forte pour elle-même et pour ses enfants. N'est-elle pas l'avenir ?

CHAPITRE XIII

LES HOMMES MÛRS ET L'EXERCICE

Germe presque invisible, puis embryon, puis enfant, puis adulte, l'homme se forme et se complète petit à petit par une élaboration continue sous la poussée inscrutable de la vie. A cette fin, il puise et rejette sans cesse, dans l'ambiance terrestre, les éléments de ses organes. Il assimile et désassimile sans trêve. Ce fonctionnement mystérieux, dont la respiration et l'alimentation sont les agents directs et visibles, croît en puissance jusqu'à la virilité, puis diminue jusqu'à la fin de l'existence.

La période qui constitue l'homme fait est comme un temps d'arrêt avant la descente inévitable. Il dépend de nous de prolonger cet arrêt, et nous pouvons le faire en accroissant nos forces durant le cours ascensionnel, et en les maintenant alors et après que nous sommes arrivés au sommet.

Cette période est en effet le zénith de la vie. C'est alors qu'on déploie toute l'envergure de ses capacités, dans quelque direction qu'elles aient été orientées. C'est alors que les plans élaborés avec patience arrivent à prendre une forme définitive et que les ambitions longuement couvées pour soi et les siens font enfin éclore. C'est alors qu'il est d'une importance capitale de se trouver dans de bonnes conditions physiques, de posséder l'énergie et la lucidité d'esprit qui ne sauraient aller sans ces conditions.

Et c'est précisément alors que tant de gens sont châtiés pour avoir violé les lois naturelles. Il est possible qu'ils demeurent inconscients, pendant un temps, que l'effort exigé pour la tâche grandit chaque jour. Ils n'en sont pas moins touchés et marqués. Les médecins de Compagnies d'assurances qui ont à examiner les postulants, constatent une recrudescence de vies destinées à échouer tôt, des organismes frappés de dégénérescences diverses vers la cinquantaine, c'est-à-dire au moins vingt ans avant l'heure, et qui ne sont que le produit du manque intime, profond, de robustesse et de force de résistance générales.

Pour les besoins de la cause on peut imaginer deux types, pas toujours et nécessairement distincts, mais n'importe.

Il y a, hélas, et fort répandu, le type abdominal et pléthorique sur toutes les coutures. Celui-là est comme une banque où les dépôts affluent, mais qui ne se met nullement en quête de leur placement et de leur rapport. Sa lymphe est gorgée de nourriture non usée, et cette prétendue richesse va le conduire à la banqueroute. Il en a parfois le pressentiment et consacre une après-midi au bain turc. Là on le dépouille artificiellement de ce qui devrait s'en être allé normalement. Il se couche, et l'officiant le décharge de nourriture à moitié digérée, de matériaux usés, de sécrétions retenues, de tous ces déchets et débris de la fonction de vie dont il souffre depuis des semaines, peut-être aux dépens de sa besogne, certainement aux dépens de son humeur et de sa sociabilité. Il a transgressé, il transgresse la loi naturelle parce que ces débris multiples de la vie auraient dû être enlevés par l'acti vité de la vie. Le bûcheron, le laboureur, l'artisan qui frappe sur l'enclume ou qui fait passer et repasser le rabot, puisent de la santé dans l'effort musculaire qu'ils font. Lui, ou quelque autre vivant de la mauvaise manière, fait tout ce qu'il peut pour engorger et dilater ses viscères. Il ne sait pas, il ne se soucie pas de savoir, que les mouvements du diaphragme facilitent la course du sang éliminateur à travers les organes, et que l'exercice précipite les mouvements du diaphragme.

Il y a le sédentaire non adipeux, le nerveux, le travailleur du bureau ou du livre, prédisposé tantôt à une sorte d'abêtissement, tantôt à une sorte de surexcitation pénible. On ne gagne rien de bon à s'appliquer trop mentalement. On perd son temps à vouloir ne pas céder aux exigences de la nature qui veut le mouvement du corps et de toutes ses parties. La dégénérescence de la vie physique affecte la puissance et l'essor de la pensée. Des fonctions vitales mauvaises appauvrissent le sang, et le cerveau, pour faire du bon travail équilibré, exige un sang riche et en circulation rapide. Quand l'homme pense, c'est tout l'homme qui pense. La condition corporelle déteint sur la qualité de la pensée. On s'expose aux pires accidents névropathiques si l'on ne compense pas sa vie sédentaire par des bains fréquents de grand air, pour le moins.

Le besoin d'exercice physique régulier et systématique est de toute urgence pour l'homme fait, disons entre 40 et 50 ans. Les fonctions vitales tendent à se ralentir. Il faut les préserver, les stimuler d'une façon naturelle, et il n'y en a qu'une seule. Il va de soi qu'à cette période il faut proscrire les exercices violents. Il faut que le genre d'exercices reste toujours un peu inférieur à la force complète qu'on pourrait au besoin déployer. Les mouvements doivent être lents et progressifs. Le grand point est d'entretenir la souplesse et la vitalité externes et internes, d'éviter les congestions viscérales et les désordres nerveux. Les cérébraux purs doivent surtout être circonspects.

On peut, jusque dans la vieillesse, garder, au moyen d'une pratique adaptée, des mouvements souples et des attitudes juvéniles. Le Dr Lagrange dit : « L'âge tend à incruster des « sels calcaires sous les tissus de l'économie ; les artères de- « viennent dures et perdent de leur élasticité ; les tissus « fibreux tendent à s'indurer et les ligaments sont envahis « progressivement par l'ossification. Mais le mouvement con- « tinuel d'une jointure s'oppose au travail d'incrustation cal- « caire qui tend à l'envahir ; le travail rend impossible l'an- « kylose et la dégénérescence calcaire des tissus fibreux ; « tant que l'homme fait agir ses muscles, il conserve la li- « berté de ses membres. La persistance de la fonction con- « serve l'intégrité de l'organe. » (*Physiologie des exercices du corps.*)

Allons, il n'est jamais trop tard pour bien faire. Fou celui qui sacrifie sa santé à la richesse, qui se laisse dévorer avant le temps par le bacille monstrueux de « l'Américanitis ». Fou l'homme de pensée qui abandonne à la sirène Renommée la jouissance supérieure de vivre sain et dispos. Quoi que vous fassiez, les uns et les autres, vous avez besoin, pour réussir, et de votre corps et de votre esprit.

L'éducation physique et l'exercice gradué passé à l'état d'habitude conservent donc la vigueur et l'énergie bien au delà de ce qu'on appelle la jeunesse. On n'a jamais que l'âge qu'on paraît, qu'on se sent avoir, et pourquoi courtiser avant l'heure la sénilité et la décrépitude ?

CHAPITRE XIV

L'OBÉSITÉ, LA MAIGREUR ET L'EXERCICE

Que n'a-t-on pas dit, que n'a-t-on pas prôné à propos de l'obésité ? L'abdominal, type fréquent dans une société veule physiquement, roule affolé d'une pratique dans une autre, voire dans le charlatanisme pur étalé dans les annonces. Que ne lui a-t-on pas recommandé, que ne se plaît-il, dans sa candeur, qu'on lui recommande ?

Certes, le régime alimentaire à suivre a son importance pourvu qu'il n'aille pas jusqu'à la famine. Il est assez connu dans ses grands traits, et il est inutile d'y insister. Mais, en dehors de lui, il n'y a rien, absolument rien que l'exercice.

Qu'est-ce que l'obésité ? C'est l'exubérance de tissus superflus, funestes, dans l'organisme. Que sont ces tissus? Ceux dits matériaux de réserve, avec les débris, les déchets d'une désassimilation suffisante. Pourquoi funestes ? Parce qu'ils ne reçoivent pas, par suite de l'inactivité musculaire, assez d'oxygène pour les comburer, et qu'il faut qu'ils soient comburés et éliminés.

L'accumulation dans la machine humaine de ces matériaux qui devraient être, au fur et à mesure, expulsés par le travail corporel, engorge les rouages, gêne le fonctionnement, cause des troubles profonds. Il faut, avons-nous dit, que ces matériaux soient brûlés à mesure qu'ils se forment. Or, c'est l'oxygène qui brûle, et l'oxygénation est activée par le mouvement musculaire. La combustion n'a pas lieu que dans les poumons, elle a lieu dans tout le corps. Il faut donc que l'oxygène soit toujours à portée, que le mouvement musculaire soit une habitude. Sinon, aucun coup de fouet d'énergie pour vivifier, éliminer. Tout languit, tout s'affaiblit. Pas d'oxygène, pas de mouvement : voilà les deux vices essentiels dans l'équilibre de l'organisme.

En somme, les obèses souffrent d'une oxydation incomplète des tissus destinés à être éliminés. La désassimilation et l'élimination s'activent par une intensité augmentée des combustions vitales. Un muscle qui travaille s'échauffe, et cet échauffement ne saurait provenir que d'une certaine quantité de tissu vivant brûlé. Donc, par l'exercice, on peut diminuer de poids. Le travail produit la chaleur, produit la combustion, produit l'élimination.

Les obèses sont positivement auto-intoxiqués par tous ces déchets accumulés depuis longtemps en eux. L'homme sain, alors qu'il en sent une accumulation même passagère, éprouve un besoin instinctif d'exercice pour s'en débarrasser. Cet instinct, comme il a été fort bien remarqué par le docteur Lagrange, tend à diminuer de jour en jour si l'on n'y cède à temps, et c'est ce qui arrive malheureusement chez ceux qui ont une tendance prononcée à l'obésité. L'instinct finit même par disparaître tout à fait, et l'inactif en arrive à se complaire dans son inaction. Des conditions organiques particulières, nouvelles en quelque sorte, naissent de l'abstention prolongée du mouvement, et le moindre travail musculaire aboutit positivement à une fatigue très prononcée. La volonté est comme morte. Le muscle est engourdi, le cœur devenu paresseux palpite au moindre effort, une partie des cellules pulmonaires reste comme repliée, plissée, durant l'acte respiratoire. Si, tout d'un coup, l'exercice ou quelque énergie musculaire s'impose, les tissus adipeux, qui en ont fortement besoin et qui n'attendent qu'après ce moment, se mettent à comburer violemment. De ces tissus, composés en majeure partie de carbone, se dégage l'acide carbonique avec véhémence, et voilà l'essoufflement. Alors la peur de tout effort s'en mêle, la graisse et les déchets journaliers s'accumulent de plus en plus, le cercle vicieux se complète, la déchéance morbide est complète.

Le malaise profond que l'adipeux éprouve durant l'effort s'aggrave encore par le fait que la graisse est mauvaise conductrice de la chaleur, et que le calorique engendré rayonne à peine à travers la couche d'ouate.

Il a été remarqué que lorsque les obèses se sont livrés à quelque entraînement judicieux pour se débarrasser de leur embonpoint funeste, la graisse de l'abdomen est la plus résistante et la plus rébarbative. Or, ce qu'on veut avant tout, c'est perdre son ventre. Il faudrait alors s'efforcer de localiser plus particulièrement le mouvement sur cette partie du corps, et le petit appareil décrit nous semble tout indiqué pour cet office. Si l'on peut obtenir de bons résultats par le massage, c'est-à-dire par le mouvement passif des muscles, combien meilleurs seraient les résultats provenant du mouvement de ces muscles eux-mêmes.

Si le défaut d'exercice peut amener la triste et pénible exubérance esquissée plus haut, il peut aussi amener la diminution des tissus nécessaires à l'équilibre de la santé, et l'appauvrissement de la constitution qui se traduit par une maigreur excessive. En retournant la proposition on peut dire que l'exercice produit des effets salutaires aussi bien chez les sujets qui assimilent trop peu que chez ceux qui ne désassimilent pas, qui ne dépensent pas assez, et cela parce que l'exercice est le régulateur parfait de la nutrition. Car tout ici revient à la nutrition. Si l'exercice accélère la désassimilation des matériaux surabondants et nuisibles grâce à l'énergie intensifiée des combustions vitales, il accélère aussi l'assimilation qui fait acquérir des tissus nouveaux. L'exercice augmente les pertes, l'exercice augmente les acquisitions. En termes très simples, on peut, par l'exercice musculaire, augmenter ou diminuer le poids de son corps, à volonté.

Le paradoxe n'est qu'apparent si l'on veut admettre, — ce qu'il faut admettre, — que l'exercice musculaire active les fonctions de vie et corrige les vices de nutrition. Ajoutons-y que la nature, d'elle-même souvent, et encore mieux pour peu qu'on l'aide, ne demande, ne cherche que l'équilibre des conditions extrêmes. Aidée par le travail, elle est apte à modifier les divers tempéraments dans le sens de cet équilibre, qui n'est autre chose que la santé elle-même.

L'état de maigreur excessive n'est pas plus naturel que la pléthore adipeuse. Il y a vice, vice dans le sens inverse. Assurément, tous les maigres ne peuvent pas espérer d'en arriver à un dodu plus ou moins réjouissant ou artistique. Ceux qui ont hérité de la prédisposition ne prendront jamais beaucoup de muscle, mais il leur est facultatif, s'ils le veulent avec persévérance, d'augmenter leur chair, et d'acquérir des proportions séantes, pas désagréables à l'œil. L'exercice scientifique de toutes les parties du corps est le seul moyen, combiné avec une alimentation judicieuse. Manger des choses qui engraissent est une erreur. Beaucoup de gens restent maigres parce que, avec l'idée fixe qui les hante, ils surchargent leur estomac et empirent leur condition. La question n'est pas de manger beaucoup, elle est d'assimiler une bonne proportion de ce que l'on mange.

Mais si le travail musculaire produit sur des tempéraments divers des effets physiologiquement analogues, il ne s'ensuit pas qu'on puisse adopter, pour le résultat spécial cherché, n'importe quel genre d'exercice. A la marche, qui reste la base de tout traitement musculaire, il faut adjoindre quelque exercice journalier, méthodique, systématique. Si vous en parlez à des professeurs d'athlétisme de la vieille école, ils se feront forts de vous fondre votre graisse en un rien de temps. A ce compte, il serait peut-être encore moins périlleux de la garder. Le *desideratum* hygiénique et prudent est un exercice sans efforts violents, plutôt doux, gradué, s'attaquant à toutes les parties du corps, puisque, chez l'obèse comme chez le maigre, toutes les parties du corps sont en souffrance.

CHAPITRE XV

LES FAIBLESSES, MALADIES, MALFORMATIONS ET L'EXERCICE

La médecine se meut lentement, mais enfin elle se meut. Il y a une tendance prononcée à faire marcher le traitement préventif au moins de pair avec le traitement appliqué. Pour bon nombre de maladies, la fameuse « Materia » se relâche en faveur de l'hygiène, de la nature. Il est certain que le côté hygiénique a été un peu négligé, à l'avantage du microscope et des sublimes chercheurs dans les laboratoires de biologie et de bactériologie.

A coup sûr, empêcher d'être malade vaut mieux que guérir quand on l'est devenu. Rechercher, désigner les causes premières ; en parer, en enrayer les effets par des redressements naturels, voilà, quand il est possible, un grand service à rendre. Quand on s'y prend à temps, la puissance de guérir vient surtout de l'organisme lui-même.

La maladie n'est souvent qu'un moyen par lequel le corps élimine le poison accumulé en lui. Elle est le résultat d'un genre de vie anormal qui peut remonter à bien des années en arrière. L'accumulation toxique est causée, dans un très grand nombre de cas, par un genre de vie antihygiénique et par l'inaction du système musculaire : en somme, par la négligence ou l'ignorance de l'individu. La faiblesse et la maladie sont, très fréquemment, contre nature en quelque sorte, puisqu'elles peuvent être évitées. On en demeure bien convaincu lorsqu'on a regardé autour de soi et qu'on a vu la façon dont se comportent les trois quarts des gens à l'égard de leur santé. On demeure aussi frappé d'étonnement et d'admiration devant la force de récupération, devant la longanimité de la nature qui ne châtie pas plus tôt ces audacieux transgresseurs.

Beaucoup de personnes souffrent d'une mauvaise circulation du sang parce que les parois musculaires du cœur sont molles et relâchées et que l'action du cœur en est devenue défectueuse. L'organe est sain, mais faible. Il en est d'autres dont le cœur est sain, mais qui sont fort incommodées par son action troublée, par suite d'une digestion paresseuse ou de quelque désordre nerveux. Il y a aussi les cœurs *forcés*, parce qu'ils ont à travailler contre une circulation congestionnée dans les petits vaisseaux sanguins des tissus et dans les veines, fréquemment par défaut d'exercice musculaire suffisant. Enfin, il y a les cœurs en dégénérescence graisseuse, par suite d'une accumulation adipeuse excessive dans le système, et quelquefois même à cause d'un sang appauvri par une alimentation misérable.

Quelques-unes de ces affections cardiaques peuvent bénéficier de mouvements musculaires très finement ajustés sous la direction d'un médecin expérimenté en ces matières. En exerçant les petits muscles d'abord, la stimulation du cœur peut être savamment dosée un jour après l'autre, et tourner à bien après de longs mois de patience. Le petit appareil qui a été décrit semble devoir rendre service en ces circonstances, d'autant mieux qu'il se laisse adapter de manière à servir à une personne couchée.

Rien n'est moins commun que de rencontrer des poitrines contractées, étroites. Elles ont souvent pour cause l'habitude de se courber sur son travail, d'assumer des positions fausses en se tenant debout, en marchant, en jouant, en faisant de la bicyclette. Il est certain ici que de bons exercices de respiration ne peuvent qu'amplifier la poitrine ou rectifier ses défauts. Le ton des poumons s'améliore, ils sont mieux capables de purifier le sang par l'accomplissement de leur double fonction d'oxygénation et d'élimination. Les bacilles de la tuberculose ne trouvent pas chance de vivre sur un poumon sain. On ne naît pas poitrinaire, mais seulement avec une tendance à le devenir si, par négligence, on prépare le terrain aux bacilles. Les poumons tuberculeux ne sont pas seulement malades, ils sont contractés, c'est-à-dire que leur déploiement, leur capacité de respiration, sont diminués. Il faut donc chercher à augmenter cette capacité par un exercice scientifiquement ordonné, joint à une alimentation riche et à une très grande abondance d'air libre.

L'indigestion, ou plutôt la digestion paresseuse, est si souvent conjointe avec les désordres nerveux et les idées morbides qu'ils forment, ensemble, comme un cercle vicieux de maux. En dehors d'autres facteurs comme la fatigue excessive, les veilles, les ennuis, l'anxiété prolongée, trop d'occupations, pas d'occupations du tout, il est patent que le manque d'exercice quotidien, tout aussi quotidien que l'absorption de la nourriture, doit prendre à sa charge la plus grosse responsabilité de ce tourment pathologique. Le système nerveux — cerveau, moelle épinière et nerfs — contrôle toutes les fonctions du corps et les fait marcher en harmonie. Aussitôt que, par incurie, quelque chose arrive à *clocher* dans l'organisme, le système nerveux se trouve taxé d'un travail extra, et devient comme forcé et surmené. Or, le système nerveux, de même que le reste du corps, dépend entièrement pour sa nourriture de la circulation du sang, et comme le sang lui-même tire sa nourriture des organes de la digestion, on voit comment le cercle vicieux s'établit. Alors on ne sait ce qu'on a, et quand le médecin a le dos tourné, on dit qu'il n'entend rien à cette maladie absolument unique sur terre. Et l'affligé a bien raison, parce que ce n'est pas un médecin, mais trois médecins qu'il lui faut : l'air, l'eau, l'exercice; en d'autres termes, une belle abondance d'oxygène, et une bonne dose de mouvements pour le débarrasser de l'accumulation, dans son corps et dehors, des déchets de combustion et de désassimilation, devant faire place à des matériaux neufs et vivants. Ce que nous faisions remarquer à propos des mouvements des muscles abdominaux chez les obèses, s'applique ici textuellement. Si l'on fait tant que de reconnaître que le massage — c'est-à-dire le mouvement passif des muscles abdominaux — fait du bien aux dyspeptiques, à plus forte raison devra-t-on reconnaître que la mise en jeu du mouvement actif de ces muscles ne manquera pas d'agir comme un stimulant meilleur encore.

La déviation de l'épine dorsale est une difformité plus fréquente qu'on ne serait disposé à le croire. Elle se laisse attribuer à des causes diverses. Elle se prononce souvent à cette période de la vie où la croissance est la plus active, de 5 à

7 ans, et de 12 à 17. Les enfants trop longtemps penchés sur les pupitres sont fort aptes à la contracter. Cela est si vrai que les filles y sont plus sujettes que les garçons, n'ayant pas, pour y obvier en exerçant leurs muscles, même la dose trop modérée de jeux qu'on permet aux garçons ou qu'ils se procurent par une liberté plus grande. Les employés de bureau, les comptables, sont souvent affligés de la déviation. Généralement parlant, toute occupation qui exige plus d'ouvrage d'un côté du corps que de l'autre est capable de la faire naître. Une poitrine contractée, quelque autre malformation du corps, voire des jeux favoris qui exercent par trop le même côté du corps, y rendent aussi sujets.

On semble aujourd'hui accepter que ces déviations sont dues à une faiblesse trop grande de certains muscles par rapport à des muscles plus forts qui tirent sur l'épine dorsale et la déforment, et que, dans la majorité des cas, la méthode qui consiste à supporter les parties affectées par des agencements orthopédiques a fait son temps. Elle peut même, prétend-on avec quelque raison, être préjudiciable, ayant pour effet d'imposer une inactivité contrainte précisément aux muscles qui auraient besoin d'être renforcés. S'il en est ainsi, il semble admissible que, par le moyen d'une localisation étudiée de mouvements musculaires sous le contrôle d'un médecin expérimenté, cette infirmité puisse être combattue. L'exercice judicieux paraît d'autant plus recommandable que ces déviations sont souvent accompagnées de troubles dans l'économie interne générale.

Les mêmes observations, pour sommaires qu'elles soient, se laissent appliquer en bloc à d'autres infirmités, telles que jambes arquées, genoux déviés, cous tordus, épaules rondes, etc.

Quels que soient les avis controversés en cette matière, il est certain qu'une localisation méthodique et savante d'exercices musculaires, dans les conditions qui ont été posées, peut servir d'adjuvant fort utile au traitement interne, au massage, à la douche, à l'électricité, ou à d'autres agents que la vraie science saurait offrir.

CHAPITRE XVI

REMARQUES EN CONCLUSION

Nous avons dit « la culture du corps » parce que, en effet, l'organisme humain n'est pas fixe, rigide, mais pliable, flexible, se laissant modeler en formes de force, de santé, de beauté.

Nous avons dit « la culture du corps » par analogie avec la « culture » dite « intellectuelle », à laquelle elle ne cède nullement en importance, qu'elle prime jusqu'à un certain point, puisque toute manifestation d'intellect ou d'action s'appuie sur « l'animal », part, comme dit Spencer, de « la bête ». En outre, cette culture du corps est propre à engendrer des qualités précieuses, telles que la résolution, la volonté l'esprit d'initiative, la confiance en soi, l'indépendance, — qualités, vertus, que les connaissances acquises sur les bancs, ou même les exemples d'autrui, ne sauraient donner au même degré.

On est heureux de constater qu'il est en train de se prononcer un mouvement réel en faveur de cette culture, que l vent paraît souffler dans la bonne et sage direction. Depui une quinzaine d'années surtout, une pléiade de savants de l plus haute distinction s'est mise en avant pour la bonne cause et leurs subtiles analyses, leurs conseils solidement basés, appellent la corroboration par une pratique plus générale.

Il n'est pas improbable que le militarisme féroce qui pèse sur le monde dit civilisé est pour quelque chose dans ces recherches et dans cette orientation, vague encore qu'elle soit. Depuis un temps la force brutale pure est en recrudescence dans l'humanité. On en est à ce mauvais tournant de la spirale dont parle Goethe à propos du progrès, où une période de descente s'accuse encore une fois. La nécessité apparaît de préparer le soldat à la fatigue qui l'attend, à l'endurance qui doit devenir sienne.

D'autre part, il n'y a pas que les champs de bataille proprement dits. Il y a lutte dans tous les autres domaines de l'existence moderne. Les meilleures constitutions sont taxées jusqu'à la dernière limite de la résistance. Des milliers succombent déjà. Voici comment le professeur Mosso juge la situation dans son essai *Étude sur Mesmer* : « Si la lutte « pour l'existence se fait plus acharnée, si les effets de « l'épuisement deviennent plus désastreux et les batailles de « la pensée plus meurtrières, on verra s'accroître la pha- « lange des moins aptes, des neurasthéniques, des dégénérés, « de ceux qui tomberont écrasés de fatigue, épuisés de fai- « blesse, comme les soldats moins robustes qu'une grande « armée laisse derrière elle dans ses marches forcées vers la « route de la victoire. »

Tout cela saute aux yeux de quiconque pense, et il ne serait pas surprenant que l'idée de la nécessité de la vigueur physique, obtenue par une culture rationnelle du corps, se répandît enfin parmi la masse des hommes.

Dans l'excellent ouvrage *La fatigue et l'entraînement physique*, par le docteur Tissié, on lit :

« La génération présente est née fatiguée; elle est le pro-
« duit énervé de tout un siècle de convulsions. Aux grandes
« commotions de la première Révolution ont succédé les
« grandes guerres du premier Empire qui, bouleversant
« l'Europe, enlevèrent à chaque nation, et surtout à la
« nôtre, le meilleur du sang de ses sujets. Les faibles seuls
« restèrent au foyer où ils procréèrent. Et quand les forts
« rentraient pour quelque temps, après les grandes luttes,
« c'est dans l'épuisement et la neurasthénie que leur pro-
« création se faisait. Des pères cérébraux donnèrent la vie à
« des enfants qui furent conçus dans le nervosisme mater-
« nel, fait d'émotions violentes. Et voilà que tout à coup, au
« moment même où cette génération affaiblie avait besoin
« d'un grand repos, surgissent deux grandes révolution-
« naires autrement puissantes que l'homme : la vapeur et
« l'électricité! Et le tourbillon scientifique succédant au
« tourbillon guerrier continue à tourner, emportant dans
« ses flancs de nouvelles générations surmenées.... »

Et ailleurs :

« Depuis trop longtemps nous avons perdu contact avec
« la nature, cette mère immuablement bonne qu'on ne
« délaisse jamais en vain et vers laquelle les hommes comme
« les peuples doivent toujours revenir quand les toxines
« sociales, ferments psycho-pathogènes des grandes agglo-
« mérations, ont empoisonné l'individu et la collectivité.
« Élargir des poumons, c'est élargir des âmes, c'est retrem-
« per des volontés.... Tout en épargnant à la race une
« fatigue qui s'additionnerait à celle dont elle est atteinte,
« il est urgent de l'engager à faire acte musculaire dans la
« mesure de ses forces et de sa résistance.... Ce n'est pas au
» moment où les pertes nerveuses sont rapides par les

« efforts constants et pénibles d'une vie sociale nouvelle qu'il « faut les augmenter encore par l'abus des exercices phy- « siques. Nous ne doutons pas cependant que l'équilibre « s'établisse, et qu'après avoir sacrifié à l'engoûment des « choses nouvelles, l'éducation physique, mieux comprise et « surtout mieux appliquée, ne rende la force à notre race ».

En résumé, la culture physique s'ouvre sur trois points de vue : le point de vue égoïste, c'est-à-dire la santé pour soi et les siens ; le point de vue national, c'est-à-dire la préservation de la famille politique à laquelle on appartient ; et enfin le plus élevé, celui purement altruiste et moral, qui nous fait un devoir de cette culture, eu égard aux générations à venir après nous. Il ne faut pas oublier que la perversité et le crime proviennent le plus souvent de tares physiques et d'hérédités mauvaises accumulées. Voici comment Herbert Spencer, à la dernière page de son livre sur *l'Éducation*, envisage ce troisième point de vue :

« Peut-être rien ne contribuera-t-il davantage à hâter le « temps où le corps et l'esprit deviendront l'objet d'un égal « soin que la diffusion de cette croyance : que la conservation de la santé est un de nos *devoirs*. Peu de gens « semblent comprendre qu'il existe une chose dans le monde « qu'on pourrait appeler *moralité physique*. Les actions et « les paroles des hommes impliquent en général l'idée qu'il « leur est loisible de traiter leur corps comme ils l'entendent. « Les maux qu'ils s'attirent par leur rébellion contre les lois « de la nature, ils les regardent comme des accidents, non « comme les effets de leur conduite plus ou moins vicieuse. « Quoique les conséquences mauvaises de cette conduite sur « ceux qui s'en rendent coupables et sur les générations « futures soient souvent aussi funestes que celles du crime,

« ils ne se croient pas le moins du monde criminels. Il est « vrai que, dans le cas d'ivresse, on reconnaît ce que la « transgression a de vicieux; mais personne ne paraît en « inférer que, si cette trangression des lois de l'hygiène est « coupable, toutes les transgressions de même nature le sont « également. La vérité est que tout préjudice porté volon- « tairement à la santé est un *péché physique*. Quand on en « sera généralement convaincu, alors, mais pas plus tôt « peut-être, l'éducation physique obtiendra l'attention à « laquelle elle a droit. »

On ne peut que faire des vœux pour la maturité des temps. Il n'est pas défendu de rêver une race différente d'hommes et de femmes, — l'évolution de l'homme nouveau.

LE

ZOFRI

Bté S.G.D.G

COMBINATION EXERCISER

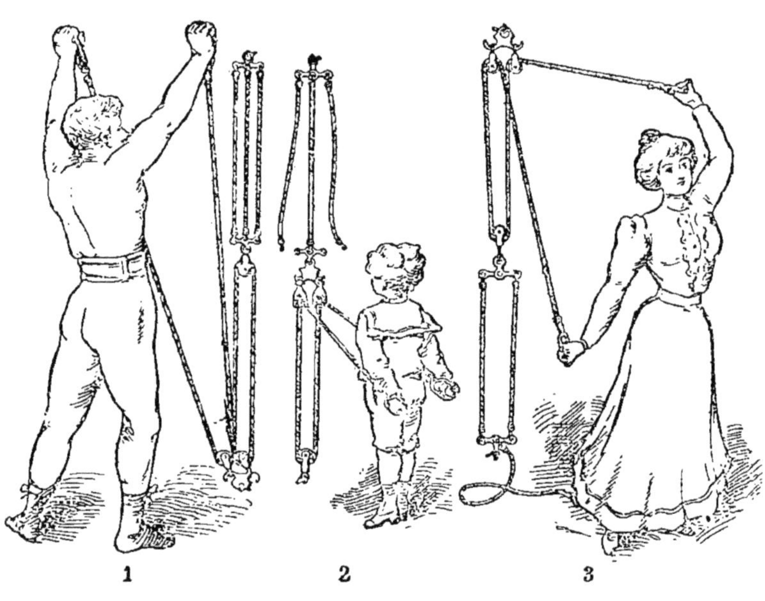

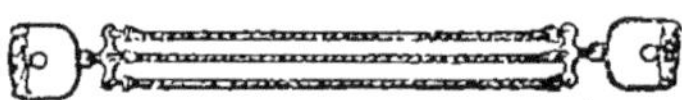

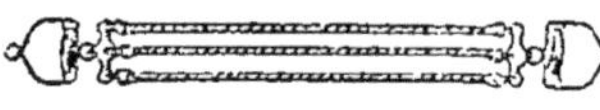

Un seul et même appareil peut servir :

Pour Hommes, voir figure 1.
Pour Dames, voir figure 3.
Pour Enfants, voir figure 2.

et comme Extenseur pour le développement de la poitrine :

Pour bras longs, voir figure 4.
Pour bras courts, voir figure 5.

VILLIAMS et Cie, Fabricants Brevetés S. G. D. G.
en France et à l'Étranger.
1, RUE CAUMARTIN, PARIS

LE « ZOFRI » COMBINATION EXERCISER

(Le Whitely perfectionné)

Breveté S. G. D. G. en France et à l'Étranger

est un appareil de gymnastique de chambre, pesant 800 grammes avec la boîte, applicable à tous et s'adaptant n'importe où. C'est, avant toutes choses, un appareil d'hygiène, car il représente la santé retrouvée, gardée, prolongée. Son emploi repose sur un système fort simple de mouvements musculaires accomplis par le moyen d'une corde élastique, — fort simple, parce que mûrement raisonné et scientifique.

Comment scientifique?

1° Parce qu'il est basé sur le principe de la résistance modérée et susceptible d'accroissement graduel et uniforme, — la résistance modérée étant seule admise par les physiologistes modernes comme capable de produire et de développer le muscle sain véritable ;

2° Parce qu'il met en jeu, non pas telle ou telle série de muscles, souvent au dommage d'autres séries négligées, mais *tous* les muscles, avec les conséquences de cette répartition générale sur le fonctionnement de *tous* les organes vitaux, — ce qui encore est conforme à l'enseignement physiologique le plus récent;

3° Parce que d'une application universelle, à tous et à toutes, en vue des bienfaits que procure l'exercice, dans toutes les circonstances de la vie et dans toutes les conditions de personnalité.

Il faut prendre de l'exercice.

N'est-ce pas là le conseil donné le plus fréquemment par les médecins à ceux qui souffrent de faiblesse du cœur, des poumons, des organes digestifs, etc., et aussi, entre autres, à ceux qui sont atteints d'obésité?

Qu'est-ce que l'exercice?

L'exercice physique est l'éducation des muscles du corps humain. Quelle que soit l'excellence naturelle de ceux-ci chez un individu quelconque, il va de soi qu'un cours d'exercices, scientifiquement ordonné, doit avoir pour effet de les améliorer; l'analogie est complète avec ce qui se passe dans le domaine intellectuel, où une culture systématique fortifie et développe les facultés natives les plus brillantes.

Quels sont les effets de l'exercice?

Ils sont de deux sortes : effets de purification et effets de développement.

Effets de purification. — Le besoin de ceux-ci se fait sentir impérieusement chez ceux qui sont entrés dans la maturité de l'âge, et particulièrement chez ceux dont les circonstances, ou peut-être les penchants, leur ont fait abandonner les sports et les récréations corporelles qu'ils pratiquaient alors qu'ils étaient encore jeunes. Par suite de cet abandon, l'action du cœur est devenue moins vigoureuse, le sang n'est plus projeté avec une énergie suffisante à travers l'infinité de vaisseaux capillaires qui desservent les muscles, l'acide carbonique et les autres matières nocives ont une tendance à stagner au lieu d'être rapidement balayés par le flux sain du sang, la fibre musculaire s'empâte de graisse et perd son élasticité.

Effets de développement. — Le muscle augmente si l'on s'en sert; il diminue si on le néglige. Parmi l'agglomération de fibres musculaires qui constituent le muscle, se trouve répandue une substance particulière, dénommée « corpuscules du tissu de connection ». Ces corpuscules se développent en fibre musculaire nouvelle si le muscle est tenu au point par l'exercice, mais ils dépérissent si le muscle est abandonné à soi-même. Cet effet de développement se fait surtout remarquer chez les jeunes et c'est chez eux qu'il est urgent d'y pourvoir. S'il est reconnu que l'exercice naturel pris sous forme de jeux, inconsciemment, est capable de produire un développement corporel avantageux, combien plus grand sera l'avantage si l'on y vise par des moyens mûrement raisonnés et scientifiques.

Qu'advient-il le plus souvent des conseils du médecin au sujet de l'exercice?

Un grand nombre de personnes, entraînées par des occupations urgentes ou par d'autres poursuites, négligent ces conseils entièrement. A les entendre, « elles n'ont pas le temps pour ces choses-là ».

Néanmoins, parfois naît la bonne résolution de faire une promenade tous les jours. Malheureusement, des circonstances ne manquent jamais de se produire qui font que la bonne résolution passe à l'état intermittent d'abord, puis avorte tout à fait.

Ce n'est que dans un nombre de cas restreint qu'on se décide à pratiquer une forme définie d'exercice : la bicyclette, le lawn-tennis, le golf, etc.

En quoi consiste le manquement de la meilleure même de ces formes d'exercice?

La marche, la bicyclette, et autres, sont à coup sûr d'excellentes formes d'exercice; mais — et c'est ici le nœud de toute la question — il n'existe pas un seul genre de sport qui exerce au delà d'un nombre limité, comparativement parlant, des muscles infiniment nombreux qui se trouvent dans le corps humain.

Que faut-il donc?

Ce qu'il faut, c'est « un gymnase complet ».

« Mais », va-t-on s'écrier à l'instant, « ceci est hors de la portée de la très grande majorité des gens! »

Nous affirmons que c'est à la portée de tout le monde, et qu'on le trouve dans

Le « ZOFRI » Combination Exerciser

un appareil de gymnastique de chambre, qui consiste en une corde extensible actionnant trois poulies, dont la disposition se prête au jeu de toutes les parties du corps. La résistance est dans la corde élastique exclusivement, car aucun poids n'est employé.

Cet appareil minuscule se recommande par la facilité avec

laquelle on peut l'installer. On l'accroche aux portes, aux fenêtres, etc., au moyen de deux pitons à vis. On peut même, en se servant des nouvelles « Attaches de Voyage », le fixer instantanément à n'importe quelle porte sans l'emploi de vis ou clous.

Un seul et même appareil peut servir à n'importe qui, qu'on soit jeune ou vieux, robuste ou malingre. Donc, un seul et même appareil pour toute une famille, un résultat qui n'avait jamais été obtenu jusqu'à présent avec un arrangement aussi simple.

Dans le « Zofri Combination Exerciser » le câble en caoutchouc est en deux sections détachables, une longue et une courte. Celle-ci peut être disposée de manière à former un câble simple, double, ou triple, et c'est là ce qui donne à ce modèle son utilité tout à fait exceptionnelle.

En outre, cette section courte et détachable forme, comme extenseur, un précieux moyen de développement pour les muscles de la poitrine. On peut s'en servir avec une, deux ou trois branches. Les personnes qui ont les bras longs emploient les poignées avec rallonges en fil de fer; les autres se servent de ces mêmes poignées en accrochant l'extenseur aux pitons, les rallonges en fil de fer se trouvant ainsi derrière les mains (voir fig. 4 et 5).

La figure 6 représente l'Exerciser à son état normal, prêt à l'usage pour un homme de constitution robuste ordinaire. La section courte à triple force occupe la position inférieure. Tous les muscles mis en jeu par les haltères, massues, etc., peuvent être exercés par l'Exerciser dans cette position.

Dans la figure 7 le câble central de la section courte est détaché et repose à terre. Dans cet état l'appareil peut servir à une personne moins robuste que dans la disposition précédente. De cette façon, il peut aussi servir à une femme ou à un adolescent.

La figure 8 est la disposition représentant le minimum de résistance. Arrangé de la sorte, l'Exerciser s'adapte à un enfant ou à un sujet de développement chétif.

Il faut bien se garder d'oublier qu'il est extrêmement nuisible de se servir d'un appareil trop puissant.

La figure 9 représente une des nombreuses combinaisons

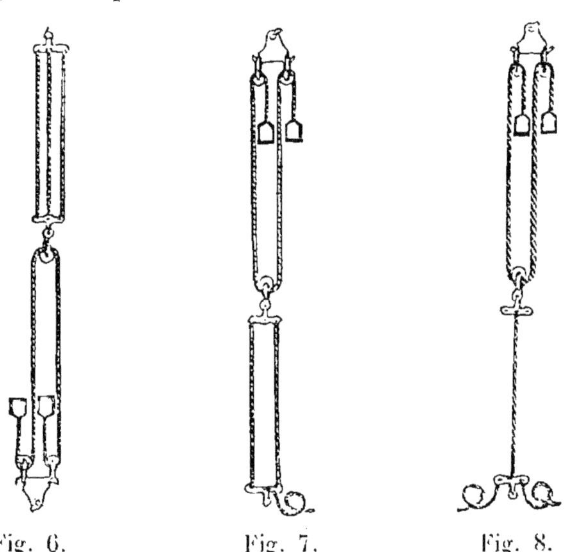

Fig. 6. Fig. 7. Fig. 8.

qu'on peut faire subir à l'Exerciser quand il doit être employé par un enfant trop petit pour atteindre l'appareil dans sa position ordinaire.

Cette disposition convient aussi pour exercer les muscles mis en jeu dans le canotage.

Dans la figure 10 on voit une autre variante dans la disposition de l'Exerciser. Elle convient à la pratique par un adolescent. Elle sert aussi à développer considérablement les muscles mis en jeu dans la boxe, c'est-à-dire ceux qui lancent le bras de l'épaule, droit en avant.

La figure 11 montre un arrangement d'une adaptation parfaite pour développer les muscles élévateurs de gros poids. Si l'on veut bien se rappeler la vogue que cette forme d'athlétisme a eue il y a quelques années, on pourra se rendre compte jusqu'à quel point de perfection ces muscles spéciaux

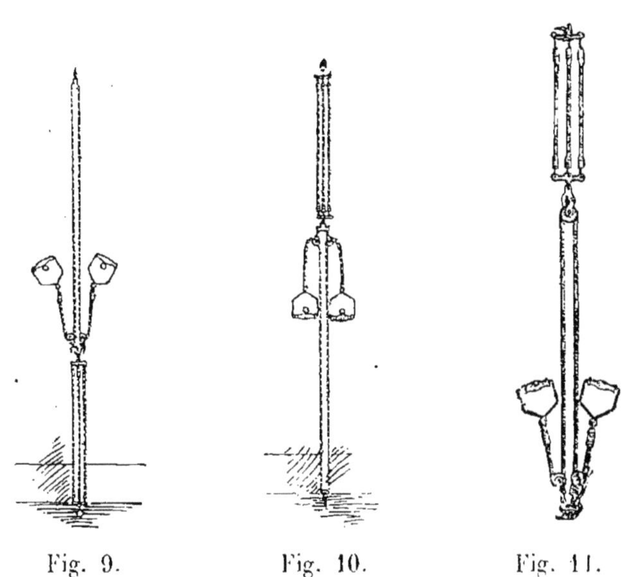

Fig. 9. Fig. 10. Fig. 11.

peuvent être entraînés afin d'accomplir les prouesses de cette nature.

Prix avec tableau de 19 Exercices principaux 21 francs.

Nous fabriquons un modèle extra-fort à 27 fr. 50, mais nous n'en conseillons l'emploi que dans les cas fort rares.

Ajouter au mandat-poste pour envoi par colis postal en gare, 60 cent., ou 85 cent. à domicile.

Pour la Corse, l'Algérie, la Tunisie, la Belgique, l'Italie, l'Espagne, l'Allemagne et la Suisse, ajouter **0** fr. **50** pour la différence de port. Pour la Hollande et l'Autriche, ajouter **1** franc. Pour la Roumanie, l'Egypte et le Portugal, **1** fr. **50**.

Tableau Anatomique

DE 36 EXERCICES EN 6 PLANCHES ET 60 FIGURES

Prix : **1** *fr.* **50**, *ou, franco par la poste,* **1** *fr.* **60**

Quel avantage y a-t-il pour moi à me servir d'un « Zofri Exerciser » ?

Voilà une question bien naturelle à se poser avant de faire l'achat d'un appareil.

Lisez les ouvrages des médecins et des physiologistes qui ont traité de la « Culture Physique », et vous verrez qu'ils sont unanimes à déclarer que les bienfaits résultant d'un cours systématique d'exercices musculaires se laissent cataloguer de la manière succincte suivante :

Si l'on est faible de constitution, le système tout entier recevra un tonique qui fera fonctionner tous les organes plus vigoureusement.

Si l'on a une occupation sédentaire, on obtiendra un antidote aux effets délétères de l'air vicié qui prévaut dans les locaux enfermés, ainsi qu'aux germes des affections pulmonaires et des déviations dorsales contractés à être assis pendant de longues heures dans une posture forcée et anti-hygiénique.

Si l'on est travailleur cérébral, un exercice modéré attirera vers les muscles le sang des vaisseaux surchargés du cerveau, et il s'ensuivra un sommeil calme et réparateur.

Si l'on a une tendance à l'obésité, on obtiendra l'aide qu'il faut pour éliminer du corps les matières adipeuses et nuisibles que l'inactivité musculaire y a accumulées, et pour empêcher de nouvelles formations de graisse.

Si l'on est fort et bien portant, on sauvegardera sa santé et sa vigueur contre le déclin et la chute. La maladie ne peut avoir prise sur un corps maintenu, dans son ensemble, dans un état de pureté.

Si l'on est bicycliste, on donnera un exercice salutaire à ceux des muscles que ce sport ne met pas en mouvement, et l'on corrigera les effets pernicieux de la posture voûtée qui, si souvent, est adoptée par ignorance pure.

La première partie de cette observation s'applique à ceux qui s'adonnent à n'importe quel autre sport ne mettant en jeu que certaines séries de muscles, toujours les mêmes. Par ce moyen encore, on pourra, sans sortir de chez soi, s'entraîner au sport qu'on a choisi de préférence.

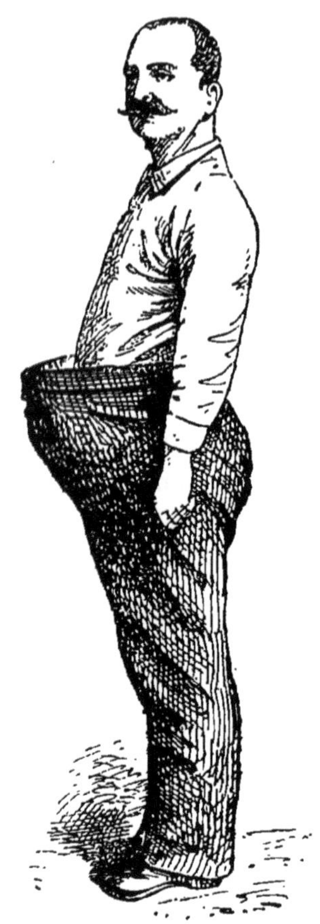

N'EMPLOYEZ PAS LE

ZOFRI EXERCISER

Voyez à quoi il m'a réduit.

CONSEILS A CEUX QUI SE SERVENT DES ZOFRI COMBINATION EXERCISERS

Prenez d'abord une position correcte. Avancez un pied ou l'autre, fléchissez le genou, tenez l'autre pied planté ferme sur le sol, la jambe droite, comme cela se fait pour la boxe ou l'escrime, comme si vous aviez devant vous une résistance à vaincre. Tête droite, épaules en arrière, poitrine en avant, abdomen rentré.

Vous n'avez qu'à avancer ou reculer pour régler la tension. N'employez pas plus de force qu'il ne vous est agréable. Tirez doucement, uniformément, sans saccades ni secousses, ou vous enleverez de ses avantages au principe de l'appareil.

Concentrez le travail sur le ou les muscles spéciaux en exercice ; ne balancez pas le corps ou vous mettrez en jeu d'autres muscles.

Tenez bien votre objet en vue. Il n'y a pas grande dépense cérébrale à faire, et pourtant il faut s'y prendre de bonne façon, ou vous serez désappointé sur les résultats. Un peu d'attention méthodique vous intéressera davantage et augmentera votre plaisir.

Servez-vous d'un appareil bien adapté. Les plus forts ne produisent pas nécessairement le plus haut développement. Vous *forcerez* si la résistance est trop grande.

Souciez-vous constamment de la puissance de récupération. Travaillez chaque groupe de muscles jusqu'à ce que vous ayez conscience que vous avez ces muscles, et n'allez pas au delà. Le développement sain et la puissance de recupération augmenteront de compagnie, et il en résultera un muscle fin, agile, élastique, mais ferme, tel qu'il est bon de l'avoir pour les besoins de la vie courante.

Ne soyez pas découragé si vous vous sentez raide en commençant. Cela est dans l'ordre et disparaît peu à peu.

Calculez au mieux les moments de la journée et le laps de temps que vous pouvez consacrer à ces exercices, et tenez-vous-y avec détermination. Ne commencez pas par vouloir trop bien faire et trop, pour ensuite laisser tomber. Il est plus profitable de consacrer un temps court mais régulier que de travailler plus longtemps à des intervalles irréguliers; quinze minutes par jour suffisent pour l'entretien de la santé.

Exercez-vous en deux fois, matin et soir de préférence. C'est vers trois heures de l'après-midi que la force musculaire est à son maximum. Si vous avez le loisir, tant mieux. L'exercice du matin doit être le moins fort des deux. En s'y prenant bien, en ne perdant point de temps sans pourtant se presser, on peut, en quinze minutes, exercer tous les muscles. Si vous n'avez pas autant de temps, faites moins de mouvements à chaque exercice. Ou bien encore, divisez l'exercice total en deux parties : donnez 10 minutes à la première partie le matin, et un quart d'heure à l'autre partie le soir. Quoi que vous fassiez, n'allez pas au delà de 30 minutes par jour.

Il vaut mieux exercer toutes les parties du corps un peu que quelques-unes trop.

Evitez de vous exercer pendant les deux heures qui suivent un repas. Les organes de la digestion ont alors besoin du sang et il ne faut pas l'attirer vers les muscles. Abstenez-vous aussi immédiatement avant de manger.

Exercez-vous dans une chambre bien ventilée, les fenêtres

ouvertes s'il y a lieu. Soyez vêtu aussi peu que possible. Un bain d'air est excellent pour la peau, et vous n'attraperez pas froid tant que vous travaillerez. Ensuite couvrez-vous, prenez quelques instants de repos, puis procédez à un lavage à l'éponge.

Si vous êtes faible ou mal en point, allez-y très modérément, et arrêtez-vous au moindre signe d'épuisement. Même fort et bien portant, soyez modéré pendant une semaine ou deux, ou vous sentirez de la courbature.

Si vous souffrez de quelque malformation, prenez le plus grand soin des muscles qui l'intéressent.

Patience et persévérance. Le point est d'arriver à la condition, ensuite la moindre chose suffit.

Ne cherchez pas à vous livrer à des exercices de votre invention.

Pour marcher de pair avec ces conseils nous donnons plus loin 60 figures pour faire 36 exercices. Il n'y a qu'à choisir ceux qui conviennent le mieux. Plus loin aussi on trouvera deux planches représentant les principaux muscles du corps, avec énumération descriptive, afin d'intéresser davantage aux exercices.

BIBLIOTHÈQUE NATIONALE R.F. IMPRIMÉS

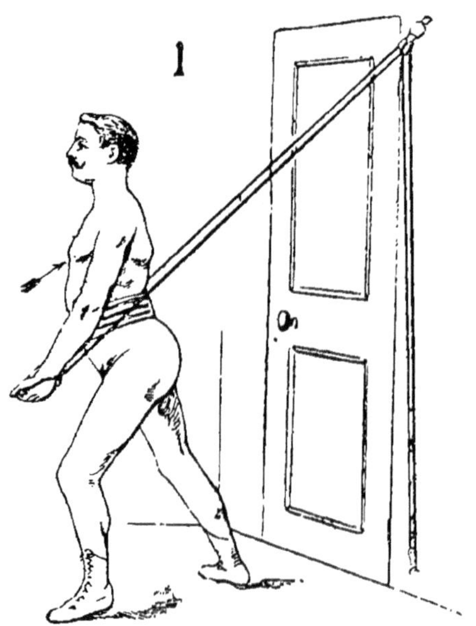

Exercice N° 1. — Fig. 1, Position

EXPANSION DE POITRINE EN LARGEUR

Dos à l'appareil.
Avancer une jambe et fléchir le genou.
Une poignée dans chaque main, paume en l'air.
Les bras tendus complètement en bas et en avant.
Les mains à trente centimètres environ en avant des hanches.
Les câbles de caoutchouc sous les bras de chaque côté de la taille.

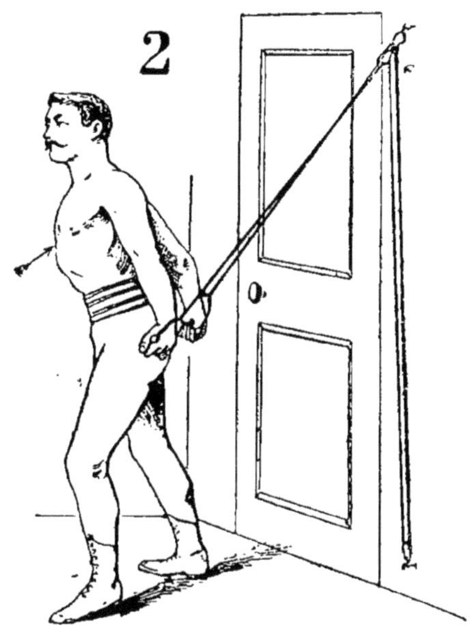

Exercice N° 1 (*suite*). — Fig. 2, 1er Mouvement

Porter les mains à trente centimètres environ en arrière des hanches, les bras toujours tendus.

Exiger la marque ZOFRI sur l'appareil même.

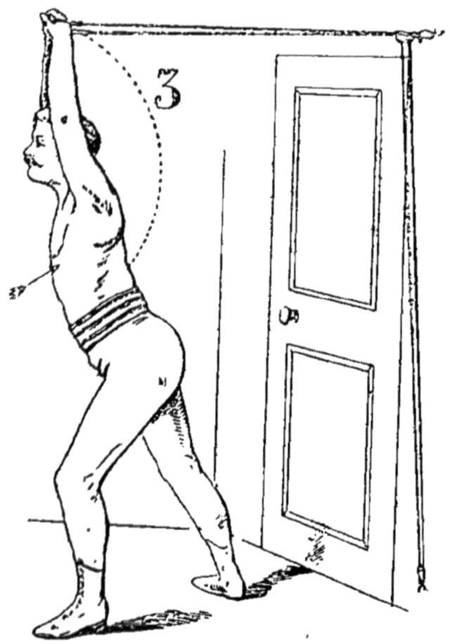

Exercice N° 1 (*suite*). — Fig. 3, 2e Mouvement

Porter les mains autant en arrière que possible pour les faire arriver verticalement au-dessus de la tête.

Bien faire ressortir la poitrine et inspirer fortement en levant les bras.

Revenir à la position première et répéter.

Garder les coudes tendus pendant tout le mouvement.

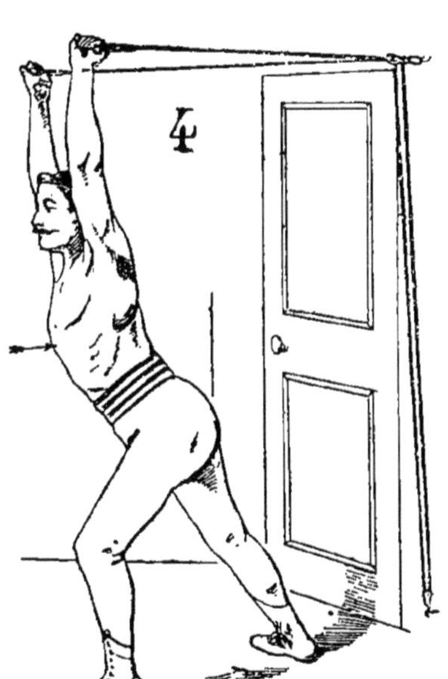

Exercice N° 2. — Fig. 4, Position

EXPANSION DE POITRINE EN HAUTEUR

Dos à l'appareil.
Avancer une jambe et fléchir le genou.
Une poignée dans chaque main, paumes en avant.
Les bras tendus verticalement au-dessus de la tête.
Tenir les mains espacées d'environ quinze centimètres.

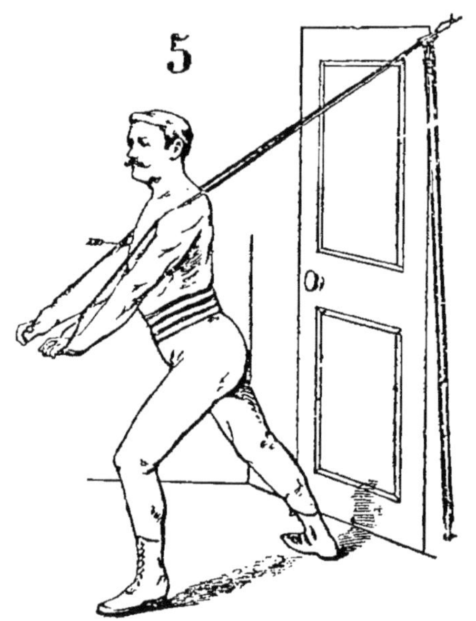

Exercice No 2 (*suite*). — Fig. 5, Mouvement

Baisser les mains en avant de la poitrine, afin de laisser reposer les câbles entre le cou et les épaules.

Revenir à la position première et répéter.

Garder les coudes tendus durant le mouvement.

Inspirer fortement en levant les bras.

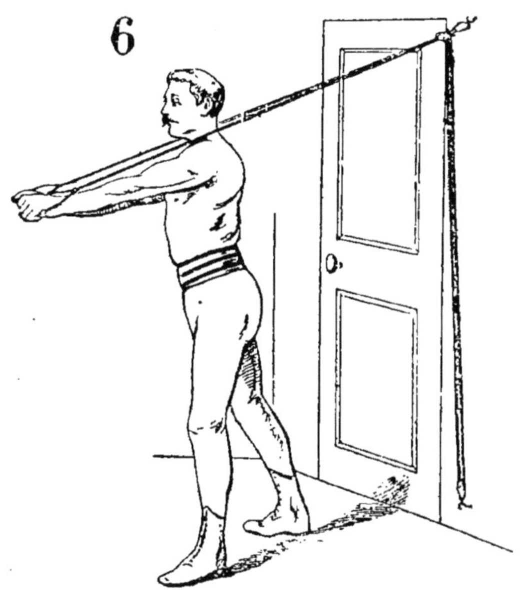

Exercice N° 3. — Fig. 6. Position

MUSCLE PECTORAL

Dos à l'appareil.

Avancer une jambe et fléchir le genou.

Une poignée dans chaque main, paumes en dedans, les phalangines se touchant.

Les bras tendus en avant au niveau des épaules.

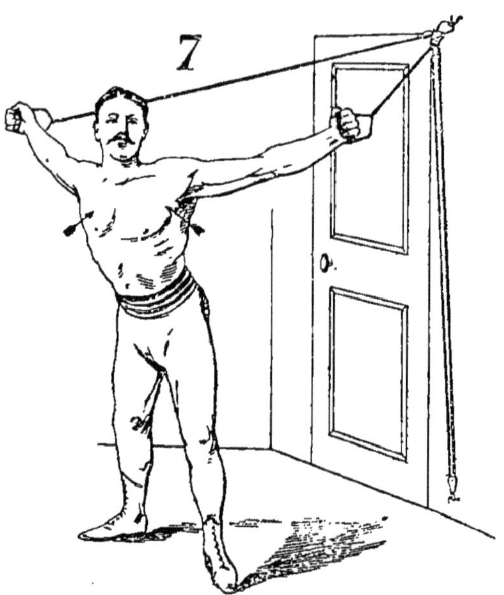

Exercice N° 3 (*suite*). — Fig. 7, Mouvement

Ramenez-les bras tendus en arrière autant que possible, au niveau des épaules.

Revenir à la position première et répéter.

Garder les coudes tendus pendant tout le mouvement.

Inspirer en ramenant les bras en arrière.

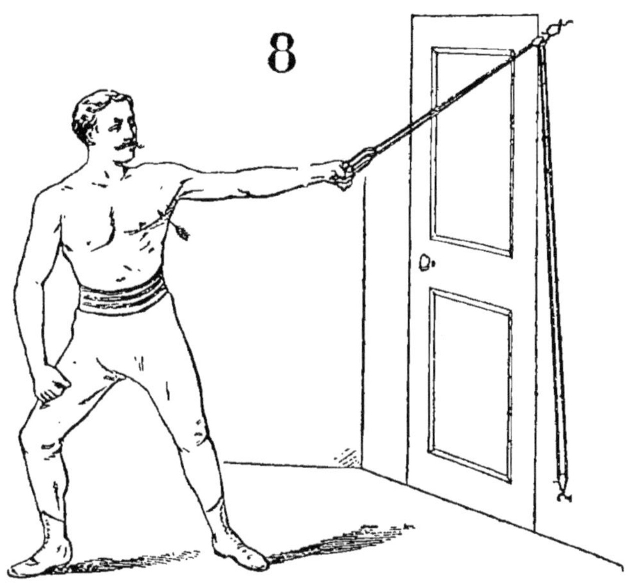

Exercice N° 4. — Fig. 8, Position

MUSCLE PECTORAL, PARTIE INFÉRIEURE

Côté gauche à l'appareil.
Avancer le pied droit et fléchir le genou.
Les deux poignées dans la main gauche, paume en bas.
Le bras étendu horizontalement au niveau de l'épaule.

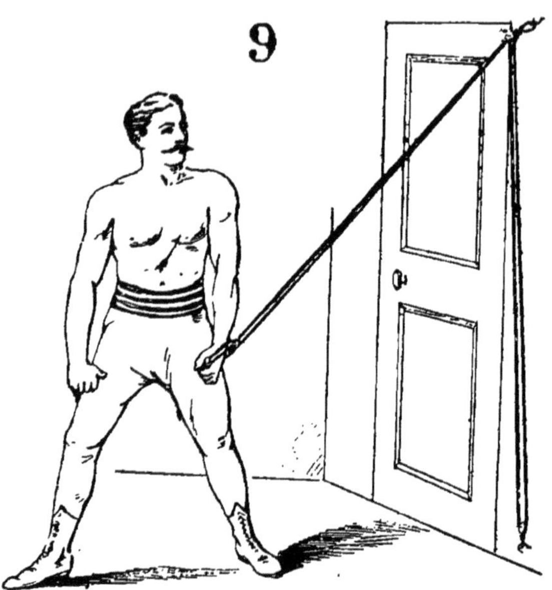

Exercice N° 4 (*suite*). — Fig. 9, Mouvement

Amener la main en bas, en avant de la hanche gauche.

Revenir à la position première et répéter.

Garder le coude tendu, la poitrine bien en dehors et le corps immobile.

Changer la position afin d'avancer le pied gauche et faire les mêmes mouvements avec le bras droit.

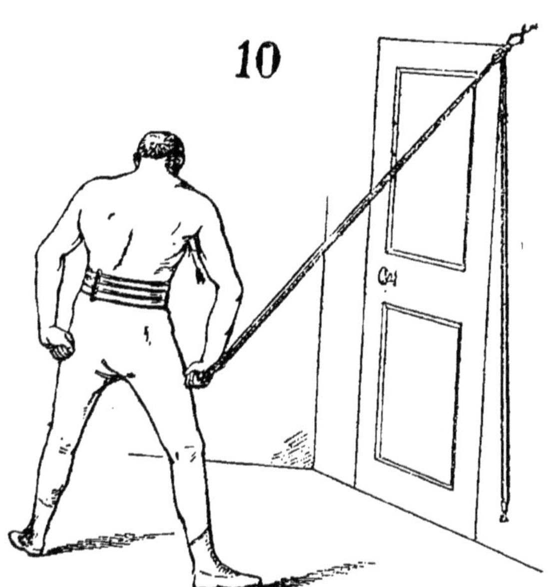

Exercice Nº 5. — Fig. 10, Mouvement

MUSCLES GRAND DORSAL ET PETIT ROND

Position. — Côté droit à l'appareil.
Avancer le pied gauche et fléchir le genou.
Les deux poignées dans la main droite, paume en bas.
Le bras droit tendu horizontalement au niveau de l'épaule.
Mouvement fig. 10. — Ramener la main en arrière de la hanche droite, revenir à la position première et répéter.
Garder le coude tendu pendant le mouvement.
Faire les mêmes mouvements en se servant du bras gauche.

Exiger la marque ZOFRI sur l'appareil même.

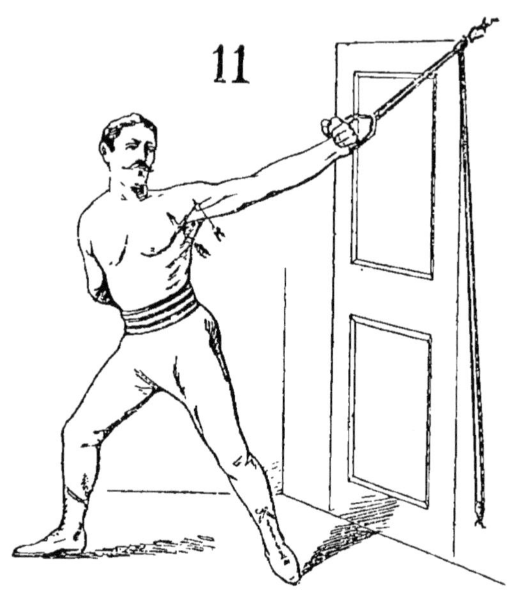

Exercice N° 6 — Fig. 11, Position

MUSCLES DELTOÏDE ET PECTORAL

Dos à l'appareil.

Avancer la jambe droite et fléchir le genou.

Les deux poignées dans la main gauche, paume en avant.

Bras tendu horizontalement au niveau de l'épaule le plus en arrièr possible.

Mouvement. — Ramener la main en avant du corps.

Revenir à la position première et répéter.

Garder le coude tendu pendant tout le mouvement.

Faire les mêmes mouvements en se servant du bras droit.

Exiger la marque ZOFRI sur l'appareil même.

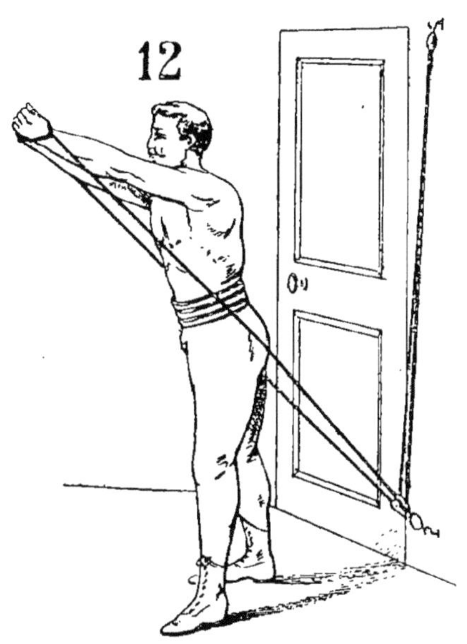

Exercice N° 7. — Fig. 12, Position

MUSCLES DELTOÏDE, PECTORAL, ETC.

Dos à l'appareil (poignées en bas).
Avancer une jambe et fléchir le genou.
Poignées dans chaque main, paumes en l'air, les petits doigts se touchant.
Bras étendus horizontalement en avant au niveau des épaules.

Exiger la marque ZOFRI sur l'appareil même.

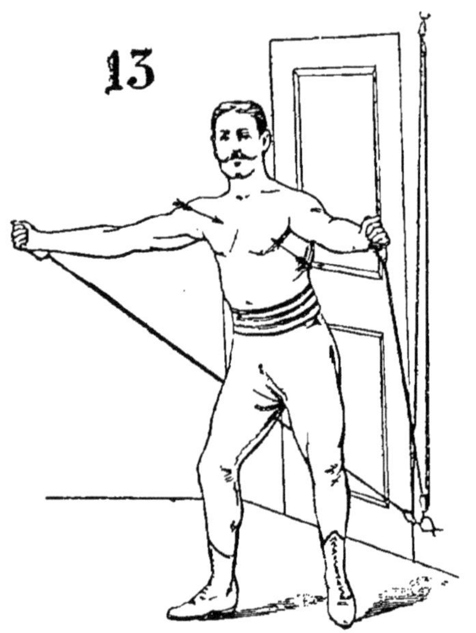

Exercice N° 7 (*suite*). — Fig. 13, Mouvement

Faire aller les bras toujours tendus en arrière aussi loin que possible.
Revenir à la position première et répéter.
Garder les coudes tendus pendant le mouvement.
Ceci est un très bon exercice pour les épaules.

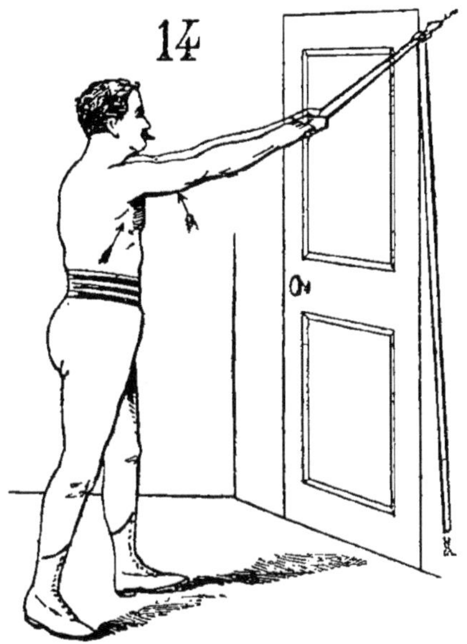

Exercice N° 8. — Fig. 14, Position

MUSCLES TRICEPS, ETC.

Face à l'appareil.
Avancer une jambe et fléchir le genou.
Une poignée dans chaque main, paumes en bas.
Les bras étendus horizontalement en avant un peu plus haut que les épaules.

Exiger la marque ZOFRI sur l'appareil même.

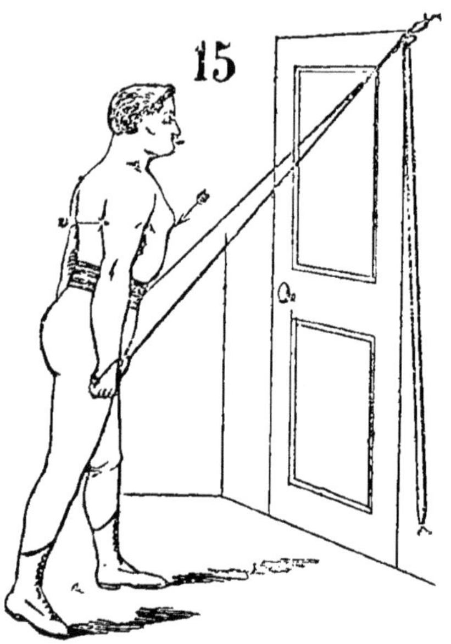

Exercice N° 8 (*suite*). — Fig. 15, Mouvement

Amener les mains en bas et en arrière à côté des hanches.

Revenir à la position première et répéter.

Garder les coudes tendus et la poitrine bien saillante pendant tout le mouvement.

En tournant les paumes intérieurement quand elles passent les hanches et en faisant aller les bras aussi en arrière que possible, on met en pleine action la partie supérieure du triceps et les parties postérieures du deltoïde.

Exiger la marque ZOFRI sur l'appareil même.

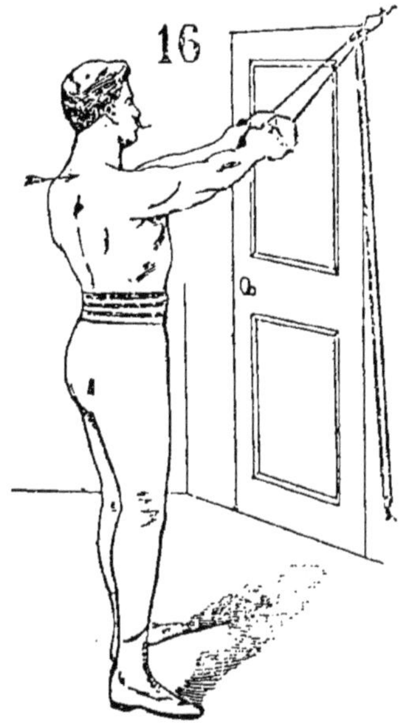

Exercice N° 9. — Fig. 16, Position

MUSCLES TRAPÈZE ET RHOMBOÏDE

Face à l'appareil.

Avancer une jambe et fléchir le genou.

Une poignée dans chaque main, paumes en dedans, doigts se touchant.

Bras tendus horizontalement en avant au niveau des épaules.

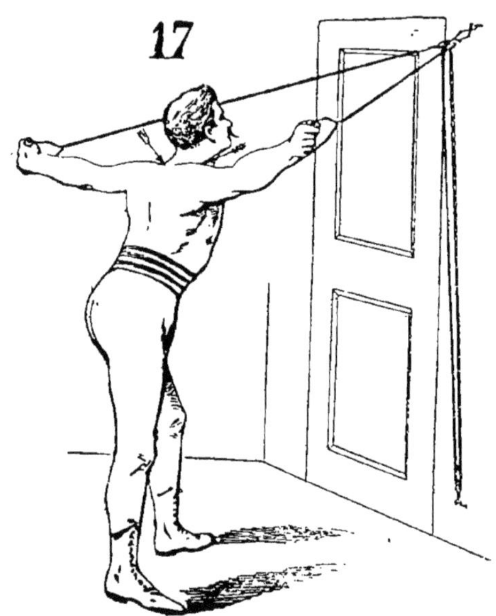

Exercice N° 9 (*suite*). — Fig. 17, Mouvement

Porter les mains en dehors et en arrière en les gardant au niveau des épaules.

Garder les coudes raides et le corps immobile pendant tout le mouvement.

Garder les bras à un niveau élevé pour la partie supérieure du trapèze et à un niveau bas pour le milieu du trapèze et le rhomboïde.

Exiger la marque ZOFRI sur l'appareil même.

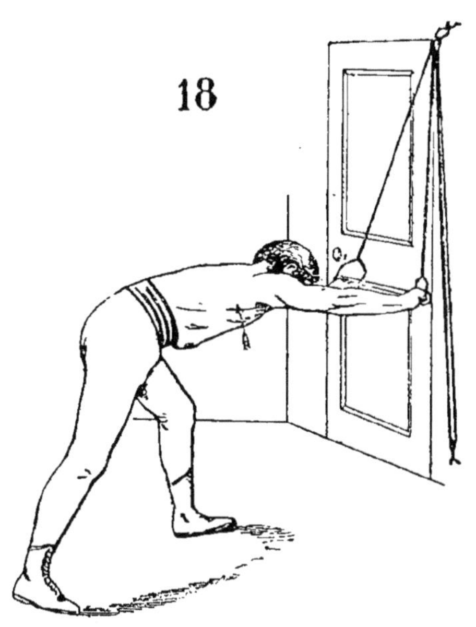

Exercice Nº 10. — Fig. 18, Position

MUSCLES GRAND DORSAL, ETC.

Face à l'appareil.
Avancer un pied et bien fléchir le genou.
Une poignée dans chaque main, paumes en dehors.
Corps penché en avant.
Bras étendus horizontalement en avant au niveau des épaules.

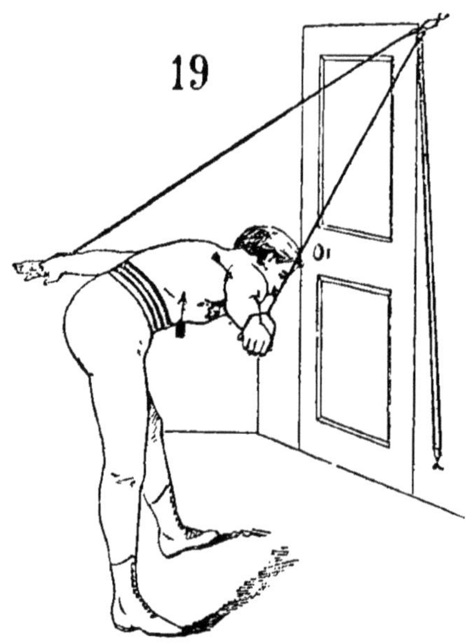

Exercice Nº 10 (*suite*). — Fig. 19, Mouvement

Porter les mains en dehors et en bas vers les hanches en gardant les coudes raides, ramener les mains sur la poitrine et les lancer en avant comme à la nage.

Revenir à la position première et répéter.

Garder le corps immobile pendant le mouvement.

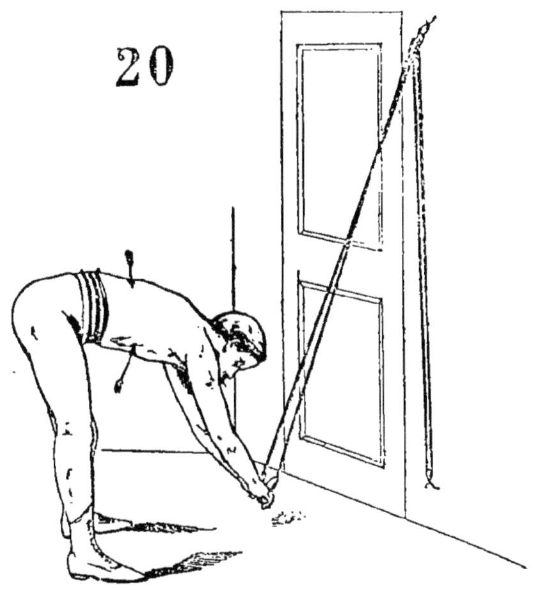

Exercice N° 11. — Fig. 20. Position

MUSCLE MASSE SACRO-LOMBAIRE

Face à l'appareil.

Les pieds en ligne à quinze centimètres environ l'un de l'autre, les pointes tournées en dehors à un angle de 90 degrés.

Une poignée dans chaque main, paumes en bas.

Corps penché en avant, genoux droits, bras étendus complètement des épaules vers le sol.

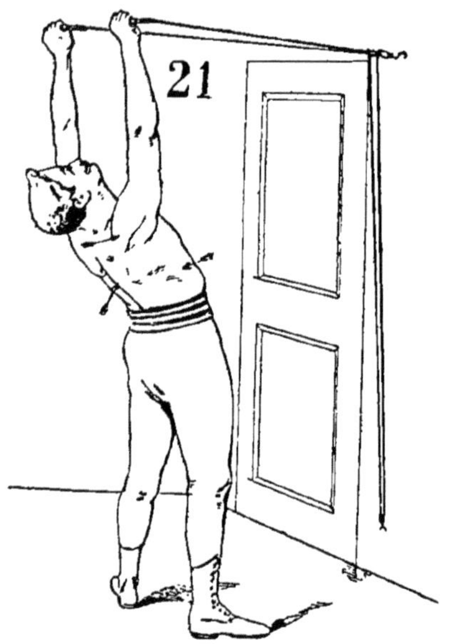

Exercice N° 11 (*suite*). — Fig. 21, Mouvement

Élever le corps à une position perpendiculaire et porter la tête haute et les épaules le plus loin possible en arrière en courbant le dos. En même temps, élever les mains aussi haut que possible au-dessus de la tête.

Revenir à la position première et répéter.

Garder les genoux et les coudes raides pendant le mouvement.

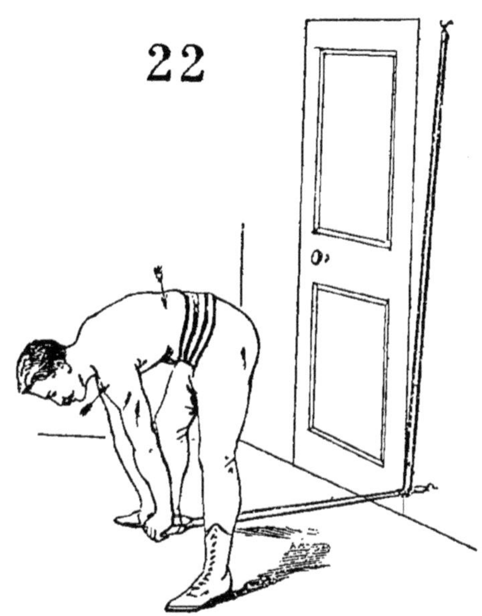

Exercice N° 12. — Fig. 22. Position

MUSCLE MASSE SACRO-LOMBAIRE

Dos à l'appareil (poignées en bas).

Les pieds en ligne à quinze centimètres l'un de l'autre, les pointes tournées en dehors à un angle de 90 degrés.

Les câbles entre les jambes.

Poignée dans chaque main, paumes en bas.

Corps penché en avant, genoux droits.

Bras étendus vers le sol et aussi en arrière que possible entre les jambes.

Exiger la marque ZOFRI sur l'appareil même.

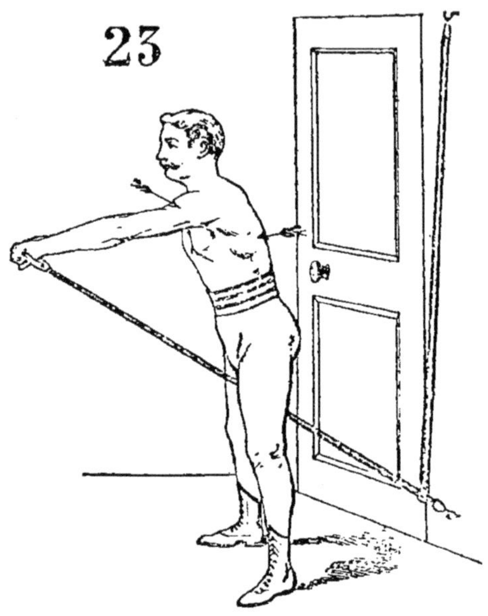

Exercice Nº 12 (*suite*). — Fig. 23, MOUVEMENT

Élever le corps à une position perpendiculaire et en même temps garder les bras étendus au niveau des épaules.

Revenir à la position première et répéter.

Garder les coudes et les genoux raides pendant le mouvement et concentrer le travail sur les muscles du dos.

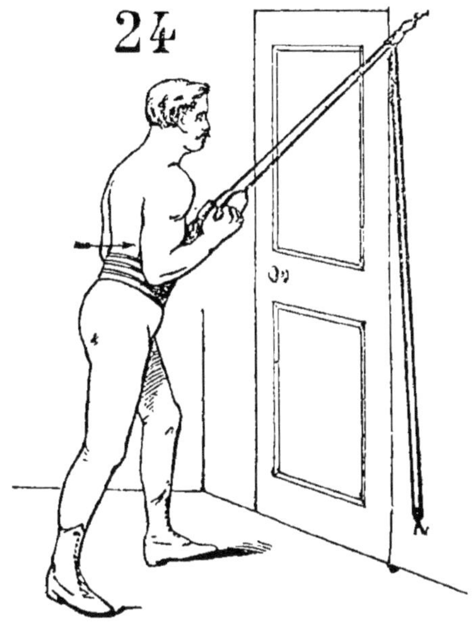

Exercice N° 13. — Fig. 24, Position

MUSCLES TRICEPS, ETC.

Face à l'appareil.
Avancer un pied et fléchir le genou.
Poignée dans chaque main, paumes en l'air.
Garder les coudes serrés contre les côtés.
Plier les coudes.

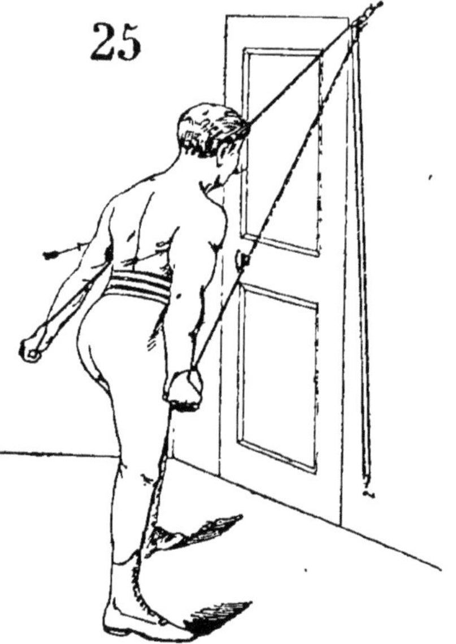

Exercice N° 13 (*suite*). — Fig. 25, Mouvement

Étendre les bras complètement sans laisser bouger les coudes en avant ou en arrière.

Porter les mains en arrière des hanches.

Revenir à la position première et répéter.

Exiger la marque ZOFRI sur l'appareil même.

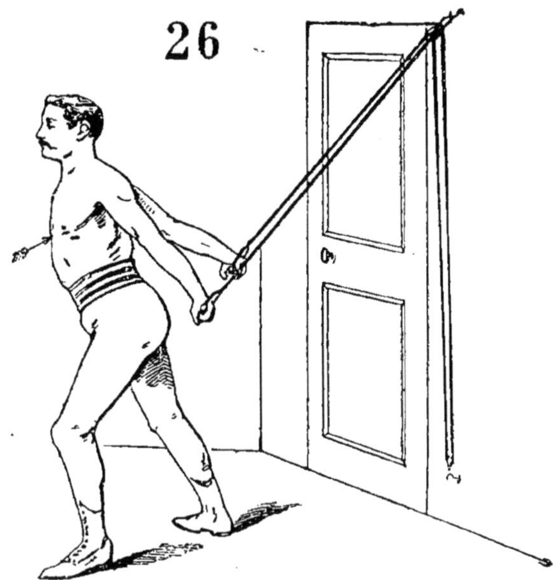

Exercice N° 14. — Fig. 26, Position

EXPANSION DE POITRINE EN PROFONDEUR

Dos à l'appareil.

Avancer une jambe et fléchir le genou.

Poignée dans chaque main, paumes en avant.

Bras étendus en arrière de manière que les mains soient à trente centimètres environ en arrière des hanches.

Mouvement. — Élever les mains en avant jusqu'à ce qu'elles soient presque au niveau des épaules.

Revenir à la position première et répéter.

Faire bien ressortir la poitrine en avant et inspirer pendant que les bras sont en arrière.

Garder les coudes raides pendant le mouvement.

Exiger la marque ZOFRI sur l'appareil même.

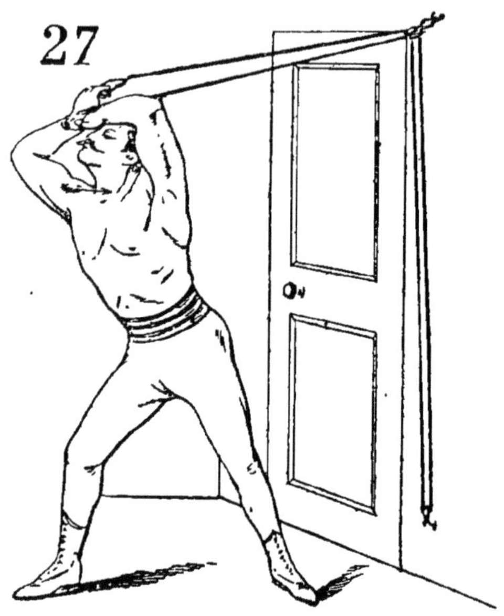

Exercice N° 15. — Fig. 27, Position

MUSCLES STERNO-CLÉIDO-MASTOÏDIEN, ETC.

Dos à l'appareil.
Avancer une jambe et fléchir le genou.
Les deux poignées dans la main droite, paume en avant.
Saisir le dos du poignet droit avec la main gauche.
Placer le dos du poignet gauche sur le front.
Mouvement. — Ployer le cou en avant et en arrière en laissant la tête aller aussi en arrière que possible, sans fléchir le corps.
Ne pas tirer avec les bras.

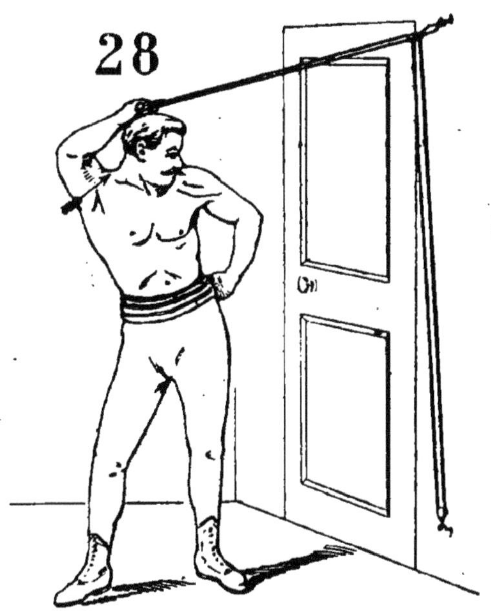

Exercice Nº 16. — Fig. 28, Position

MUSCLES STERNO-CLÉIDO-MASTOÏDIEN, ETC.

Côté gauche à l'appareil.
Avancer la jambe droite et fléchir le genou.
Les deux poignées dans la main droite, paume en bas.
Le coude ployé et le poignet placé sur le côté de la tête.

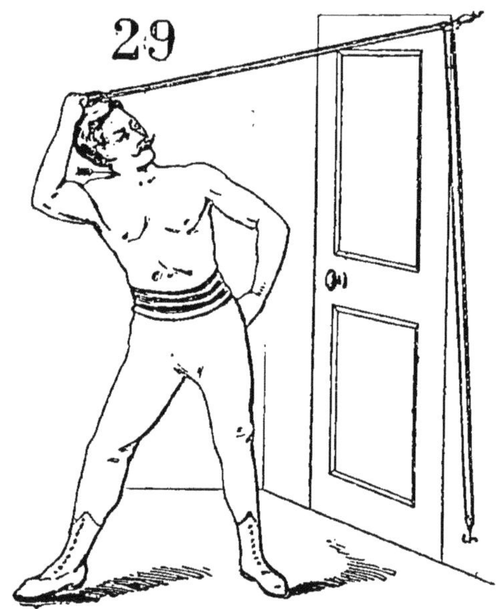

Exercice N° 16 (*suite*). — Fig. 29, Mouvement

Faire aller la tête d'un côté à l'autre.
Garder le corps fixe et les bras immobiles.
Faire le même mouvement avec le côté droit à l'appareil, et les deux poignées dans la main gauche.

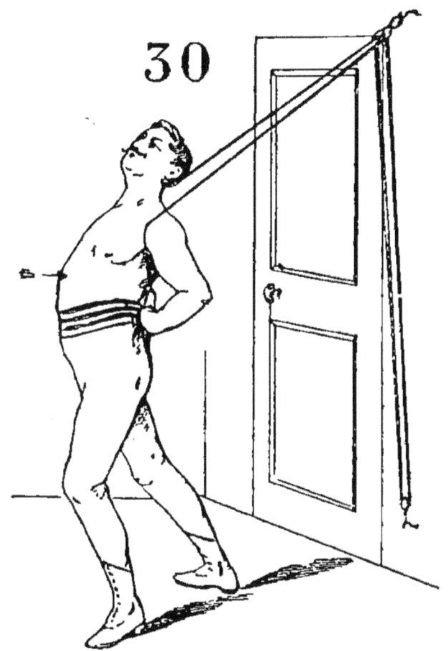

Exercice Nº 17. — Fig. 30, Position

MUSCLE GRAND DROIT DE L'ABDOMEN, ETC.

Dos à l'appareil.
Avancer une jambe et fléchir le genou.
Poignée dans chaque main, les câbles sur les épaules, les mains jointes derrière le dos.
Le corps penché aussi en arrière que possible.

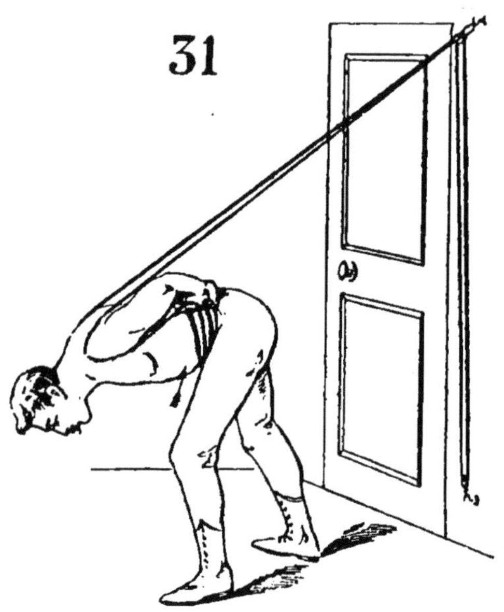

Exercice N° 17 (*suite*). — Fig. 31, Mouvement

Pencher le corps en avant vers le sol aussi loin que possible sans ployer les genoux.

Revenir à la position première et répéter.

Exiger la marque ZOFRI sur l'appareil même.

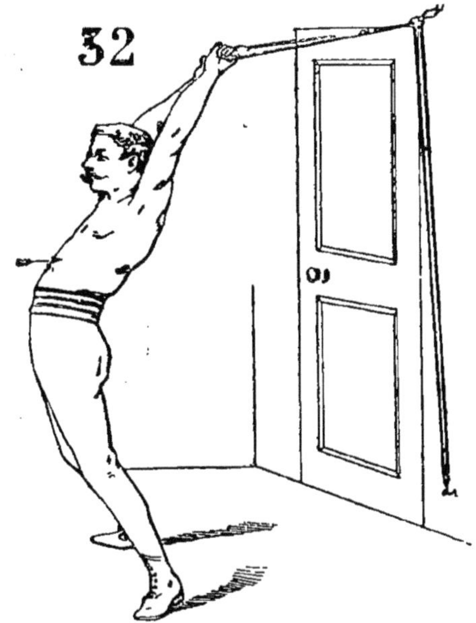

Exercice Nº 18. — Fig. 32, Position

MUSCLE GRAND DROIT DE L'ABDOMEN, ETC.

Dos à l'appareil.

Les pieds en ligne, à quinze centimètres environ l'un de l'autre, les pointes tournées en dehors à un angle de 90 degrés.

Les genoux droits.

Une poignée dans chaque main, paumes en avant.

Les bras étendus pleinement droits, au-dessus de la tête aussi haut que possible.

Le corps penché en arrière autant que possible.

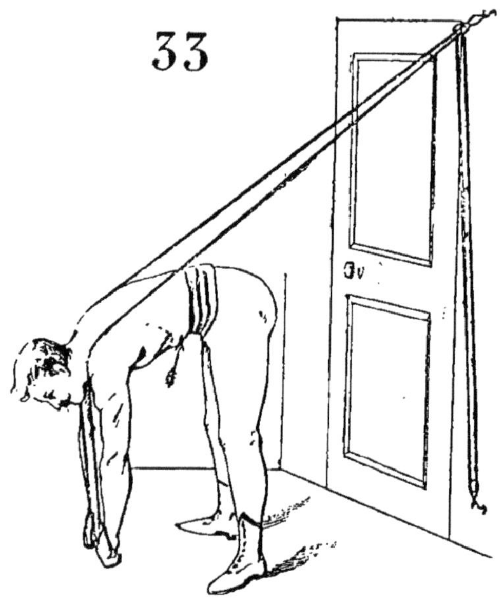

Exercice N° 18 (*suite*). — Fig. 33, Mouvement

Pencher le corps en avant vers le sol et, en même temps, porter les mains en avant jusqu'à ce qu'elles touchent presque le sol.

Revenir à la position première et répéter.

Garder les coudes et les genoux raides pendant le mouvement.

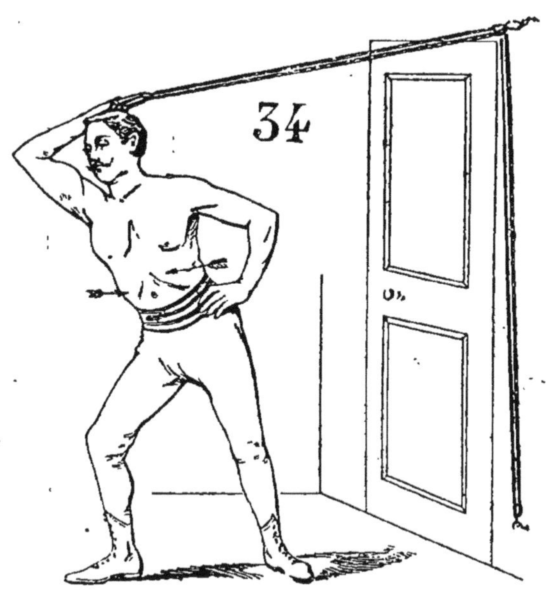

Exercice N° 19. — Fig. 34, Position

MUSCLE GRAND OBLIQUE DE L'ABDOMEN, ETC.

Côté gauche à l'appareil.
Les deux poignées dans la main droite.
Avancer la jambe droite et fléchir le genou.
Ployer le coude et placer le poignet sur le côté de la têt

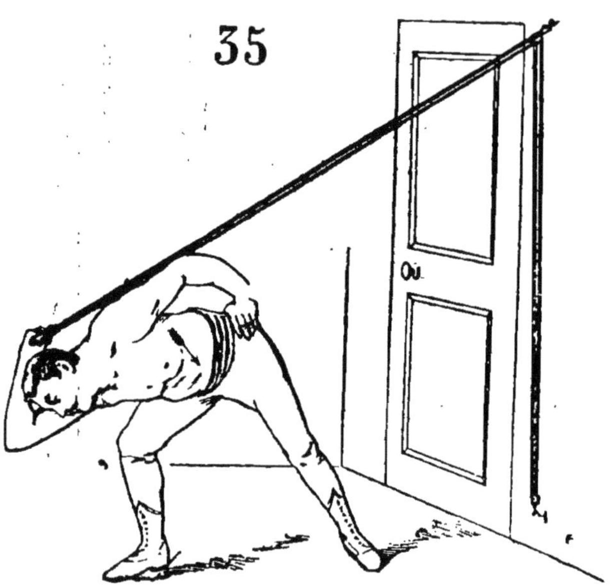

Exercice **N° 19** (*suite*). — Fig. 35, Mouvement

Pencher le corps de côté sur la hanche droite et bien fléchir le genou.

Revenir à la position première et répéter.

Faire le même exercice, en tournant le côté droit à l'appareil, et les deux poignées dans la main gauche,

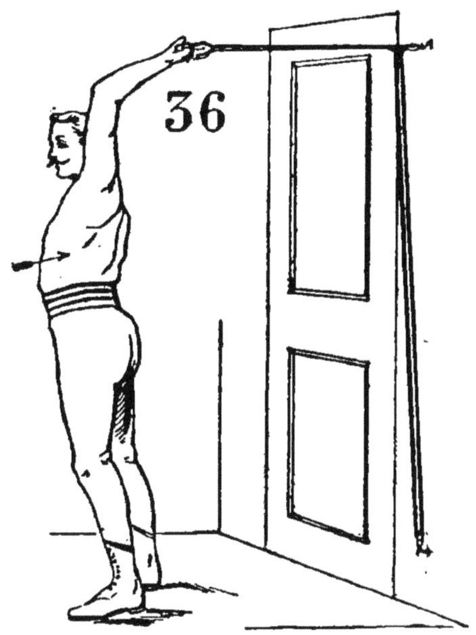

Exercice N° 20. — Fig. 36, Position

MUSCLE GRAND OBLIQUE DE L'ABDOMEN, ETC.

Dos à l'appareil.

Les talons rapprochés.

Les deux poignées dans la main gauche, paumes en avant.

Le bras gauche étendu au-dessus de la tête aussi en arrière que possible.

37

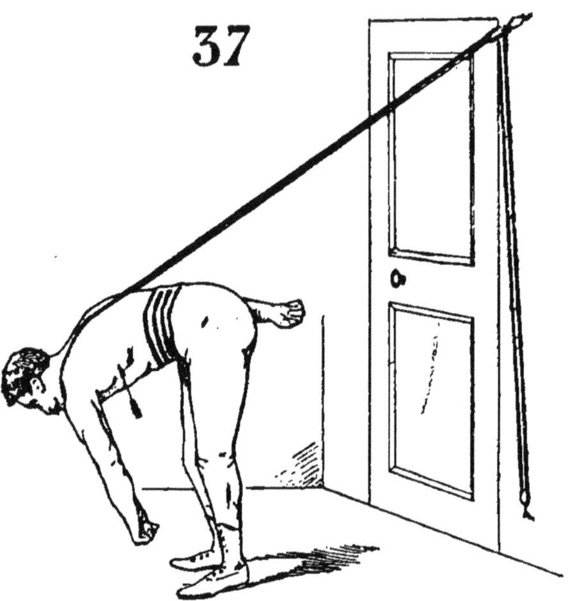

Exercice N° 20 (*suite*). — Fig. 37, MOUVEMENT

Porter la main en avant et en travers du corps à un point aussi rapproché que possible du pied droit.

En même temps, ployer le corps en avant.

Revenir à la position première et répéter.

Garder le coude et le genou raides pendant tout le mouvemen

Faire le même exercice en se servant du bras droit.

Exiger la marque ZOFRI sur l'appareil même.

38

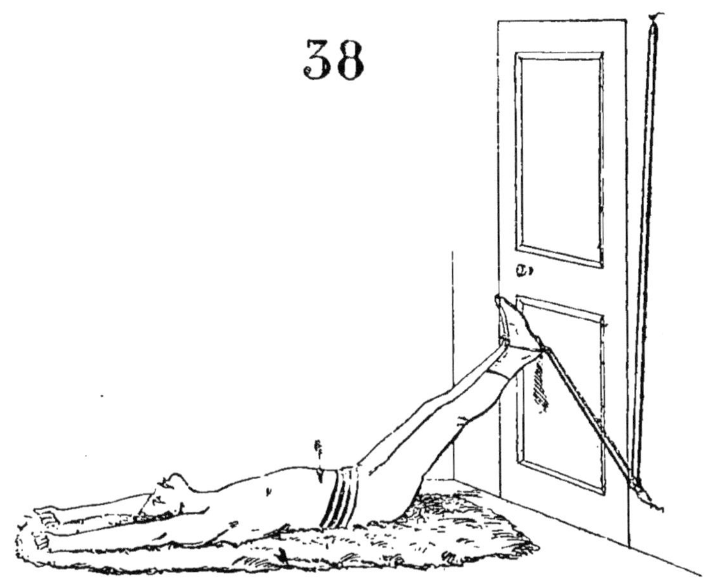

Exercice Nᵒ 21. — Fig. 38, Position

MUSCLE GRAND DROIT DE L'ABDOMEN

S'étendre par terre (poignées en bas).
Les pieds attachés aux poignées.
Les bras étendus de chaque côté de la tête.

Mouvement. — Élever les pieds en l'air jusqu'à ce qu'ils soient en ligne droite avec les hanches.

Revenir lentement à la position première et répéter.
Garder les genoux et les chevilles raides pendant le mouvement.

39

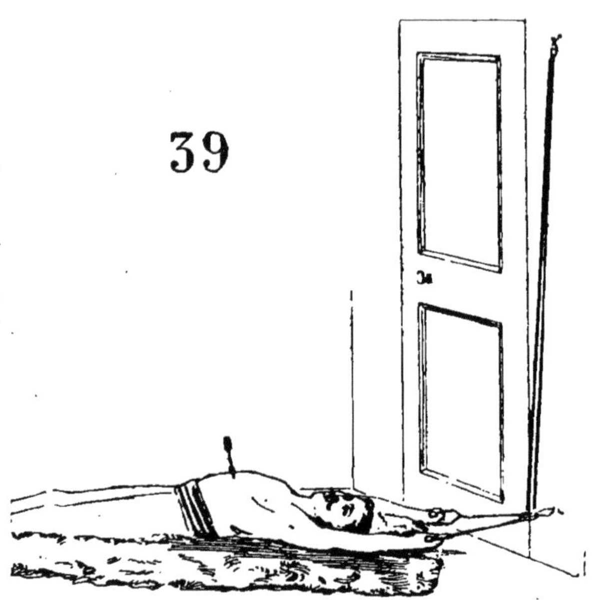

Exercice Nᵒ 22. — Fig. 39, Position

MUSCLE GRAND DROIT DE L'ABDOMEN, ETC.

S'étendre par terre.
La tête vers l'appareil (Poignées en bas).
Les bras étendus de chaque côté de la tête.
Poignée dans chaque main, paumes en l'air.

Exiger la marque ZOFRI sur l'appareil même.

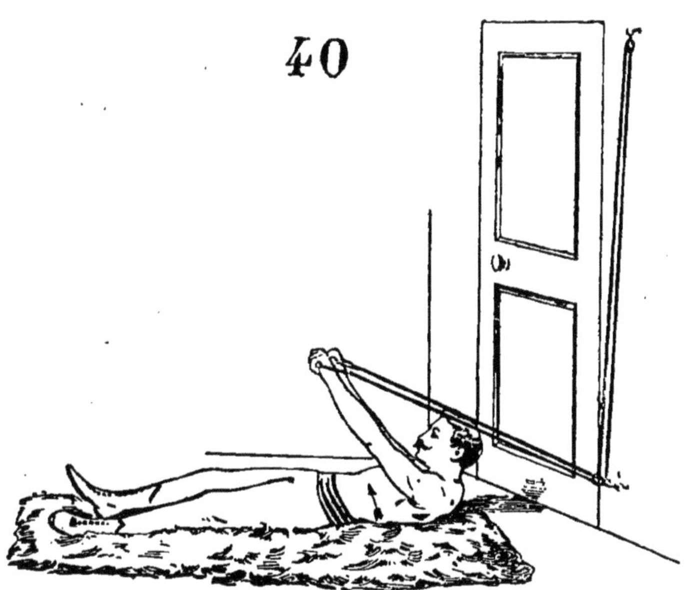

Exercice N° 22 (*suite*). — Fig. 40, 1ᵉʳ Mouvement

Élever les mains en avant du corps et soulever les épaules à dix centimètres environ du sol, en gardant les coudes raides.

Revenir à la position première et répéter, ou continuer avec la deuxième partie du mouvement.

Exiger la marque ZOFRI sur l'appareil même.

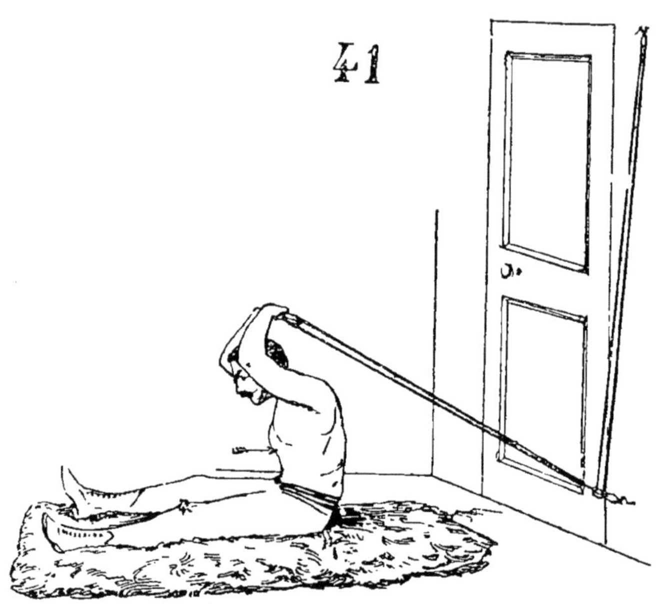

Exercice N° 22 (*suite*). — Fig. 41, 2me MOUVEMENT

Ployer les bras jusqu'à ce que les mains touchent presque le derrière de la tête, puis s'asseoir.

Revenir lentement à la position première et répéter.

Il ne doit pas y avoir d'intervalle entre les deux mouvements.

Pour commencer, il est préférable de ne pas faire le deuxième mouvement jusqu'à ce que les muscles abdominaux soient devenus forts.

42

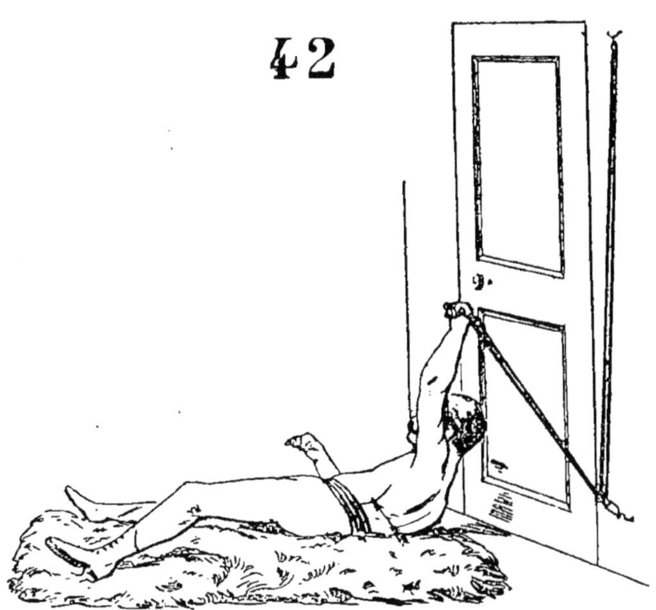

Exercice Nᵒ 23. — Fig. 42. Mouvement

MUSCLES GRAND OBLIQUE DE L'ABDOMEN, ETC.

Position. — S'étendre par terre.
La tête vers l'appareil (poignées en bas).
Les deux poignées dans la main gauche, paume en l'air.
Le bras gauche étendu sur le sol vers l'appareil.

Mouvement. — Élever le bras, puis le porter en avant en travers du corps, en le faisant incliner de côté jusqu'à ce que la main gauche soit au-dessus de la hanche droite.

Revenir à la position première et répéter.
Garder le coude raide pendant le mouvement.
Faire le même exercice avec la main droite.

43

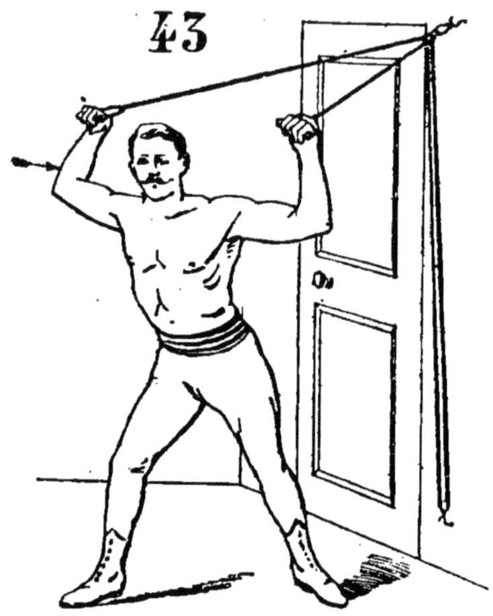

Exercice N° 24. — Fig. 43, Position

MUSCLE FLÉCHISSEUR COMMUN DES DOIGTS]

Dos à l'appareil.
Avancer un pied et fléchir le genou.
Poignée dans chaque main, paumes en avant.
Les coudes ployés et au même niveau que les épaules.
Mouvement. — Ployer les poignets en avant et en arrière aussi loin que possible, sans que les coudes changent leur position.

Exiger la marque ZOFRI sur l'appareil même.

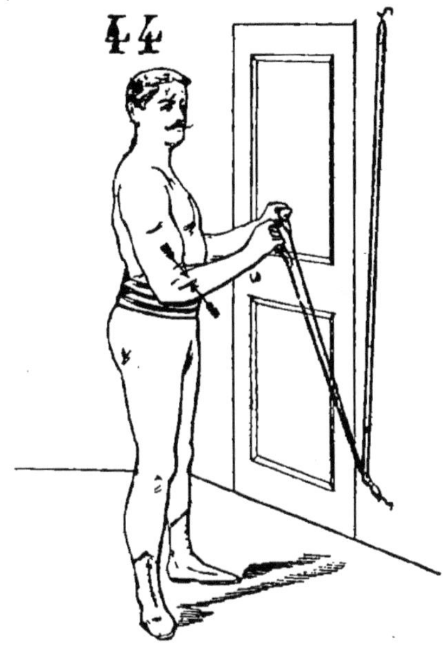

Exercice N° 25. — Fig. 44, Mouvement

MUSCLE EXTENSEUR COMMUN DES DOIGTS

Position — Face à l'appareil (poignées en bas).

Poignée dans chaque main, paumes en bas.

Les bras étendus vers le sol en avant des hanches.

Les coudes touchant presque les côtes.

Mouvement. — Élever les mains et ployer les bras, afin que le dos des mains touche presque les épaules.

Revenir à la position première et répéter.

Ne pas laisser bouger les coudes en avant ou en arrière.

Si ce mouvement est bien fait, l'action sur le biceps est très faible.

Exiger la marque ZOFRI sur l'appareil même.

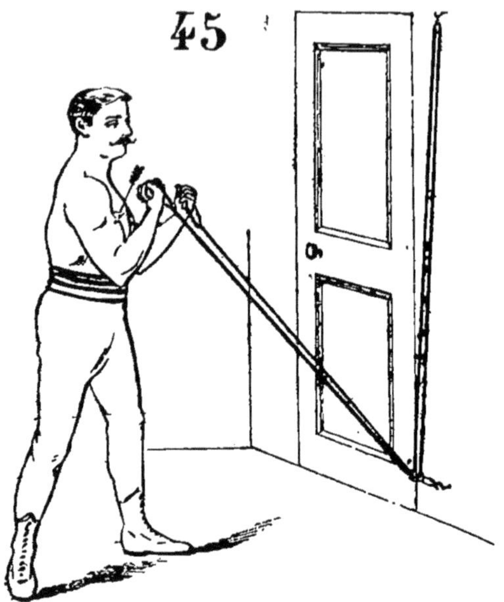

Exercice N° 26. — Fig. 45, MOUVEMENT

MUSCLE BICEPS BRACHIAL, ETC.

POSITION. — Face à l'appareil (poignées en bas).
Avancer un pied et fléchir le genou.
Poignée dans chaque main, paumes en l'air.
Les bras complètement étendus en avant des hanches.
Les coudes touchant presque les côtés.

MOUVEMENT. — Élever les mains jusqu'à ce qu'elles touchent presque les épaules en ployant les coudes.

Revenir à la position première et répéter.

Ne pas laisser bouger les coudes en avant ou en arrière, et avoir soin d'étendre et de ployer complètement le bras pour obtenir l'action tout entière des muscles.

Exiger la marque ZOFRI sur l'appareil même.

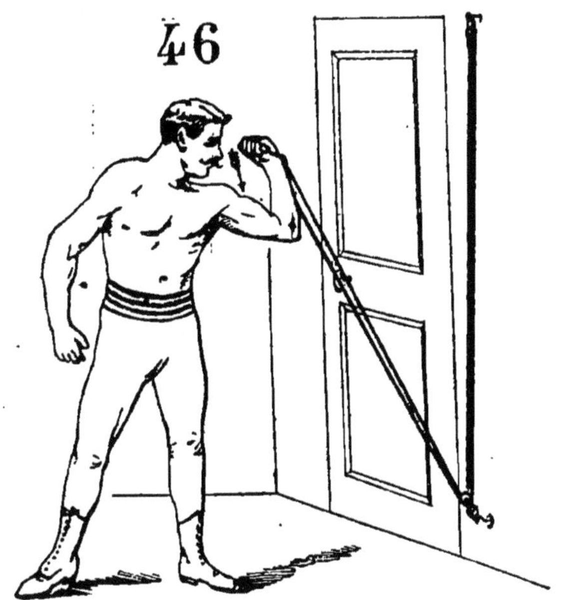

Exercice N° 27. — Fig. 46, MOUVEMENT

MUSCLE BICEPS BRACHIAL, ETC.

POSITION. — Côté gauche à l'appareil (poignées en bas).
Avancer la jambe droite et fléchir le genou.
Les deux poignées dans la main gauche, paume en l'air.
Bras étendu complètement.

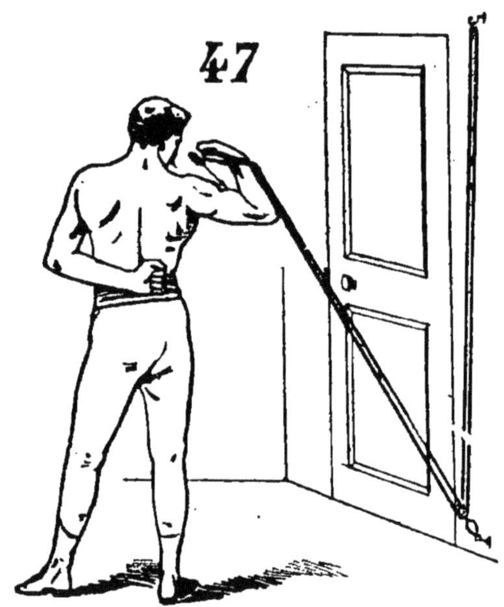

Exercice Nᵒ 27 (*suite*). — Fig. 47, MOUVEMENT.

Élever la main jusqu'à ce qu'elle touche presque l'oreille, en ployant le coude.

Revenir à la position première et répéter.

Faire les mêmes mouvements avec le bras droit.

Exiger la marque ZOFRI sur l'appareil même.

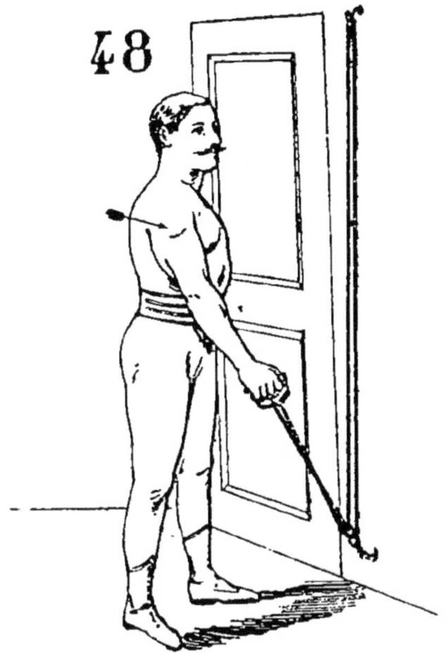

Exercice N° 28. — Fig. 48, Position

MUSCLE DELTOÏDE POSTÉRIEUR, ETC.

Face à l'appareil (poignées en bas).
Avancer la jambe gauche et fléchir le genou.
Les deux poignées dans la main droite, paume en arrière.
Le bras droit étendu vers le sol afin que la main soit en face de la hanche.

Exiger la marque ZOFRI sur l'appareil même.

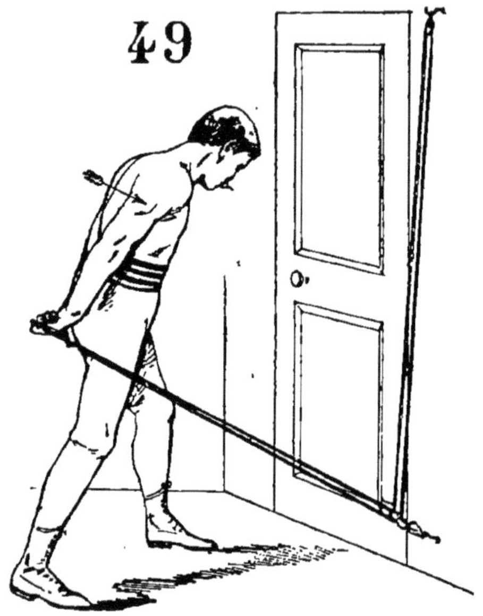

Exercice N° 28 (*suite*). — Fig. 49, Mouvement

Porter la main aussi haut en arrière que possible.
Revenir à la position première et répéter.
Garder le coude raide et le corps immobile pendant le mouvement.
Faire le même mouvement avec le bras gauche.

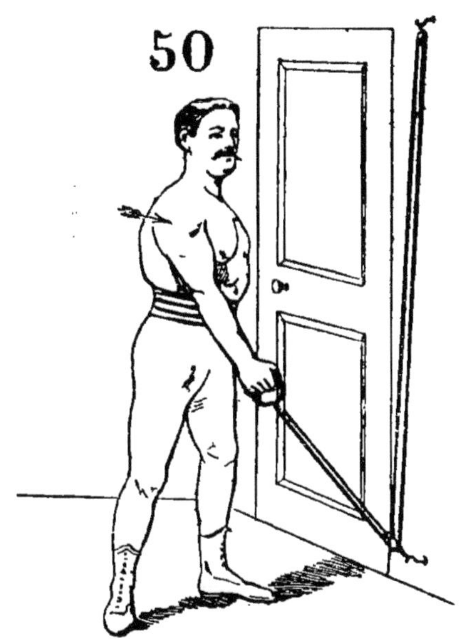

Exercice N° 29. — Fig. 50. Position

MUSCLE DELTOÏDE LATÉRAL, ETC.

Côté gauche à l'appareil (poignées en bas).

Avancer la jambe droite et fléchir le genou.

Les deux poignées dans la main droite, paume en bas.

Le bras droit étendu vers le sol, afin que la main se trouve en face de la hanche.

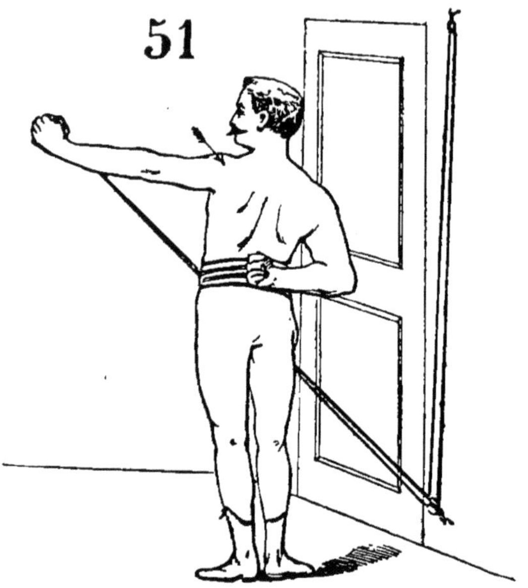

Exercice N° 29 (*suite*). — Fig. 51, Mouvement

Élever la main jusqu'à ce qu'elle forme une ligne horizontale avec l'épaule.

Revenir à la position première et répéter.

Garder le coude raide et le corps complètement immobile pendant le mouvement.

Faire le même mouvement avec le bras gauche.

Il est très important de se tenir bien droit et d'empêcher le corps de se balancer pendant ce mouvement.

Exiger la marque ZOFRI sur l'appareil même.

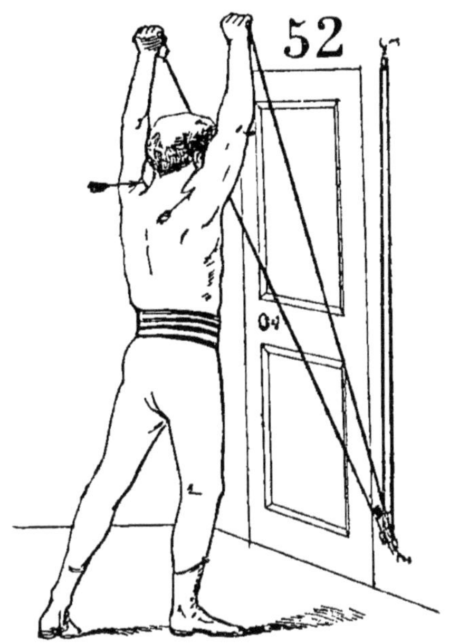

Exercice N° 30. — Fig. 52, Mouvement

MUSCLES DELTOÏDE ANTÉRIEUR, ETC.

Position. — Face à l'appareil (poignées en bas).

Avancer une jambe et fléchir le genou.

Poignée dans chaque main, paumes en bas.

Les bras étendus vers le sol en avant des hanches.

Mouvement. — Élever les deux bras au-dessus de la tête. Revenir à la position première et répéter.

Garder les coudes raides et le corps immobile pendant le mouvement.

Inspirer fortement en élevant les bras.

Bon mouvement pour élargir la poitrine et les poumons.

L'action devient beaucoup plus forte si on tient les paumes des mains en l'air.

Exiger la marque ZOFRI sur l'appareil même.

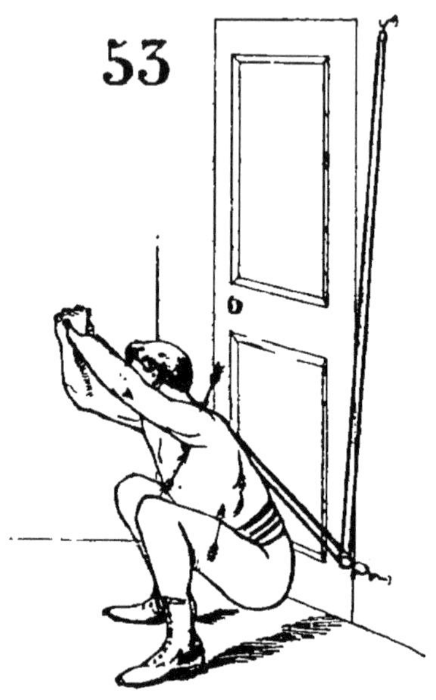

Exercice N° 31. — Fig. 53, Position

MUSCLE DROIT ANTÉRIEUR DE LA CUISSE, ETC.

Dos à l'appareil (poignées en bas).
Pieds à quinze centimètres environ l'un de l'autre.
Les poignées dans les mains jointes au-dessus de la tête.
Les genoux et les cuisses ployés.
Le corps penché en avant.
Mouvement. — Se lever debout sur la pointe des pieds et élever les bras aussi haut que possible au-dessus de la tête.
Revenir à la position première et répéter.

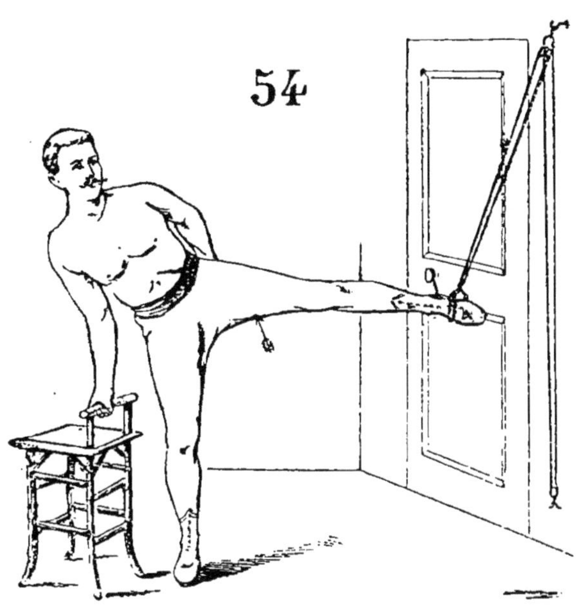

Exercice N° 32. — Fig. 54, Position

MUSCLES ADDUCTEURS DE LA JAMBE

Côté gauche à l'appareil.
Le pied gauche attaché aux deux poignées.
La jambe gauche étendue horizontalement depuis la hanche.
Garder l'équilibre en s'appuyant sur une chaise.
Le corps incliné sur la jambe droite.

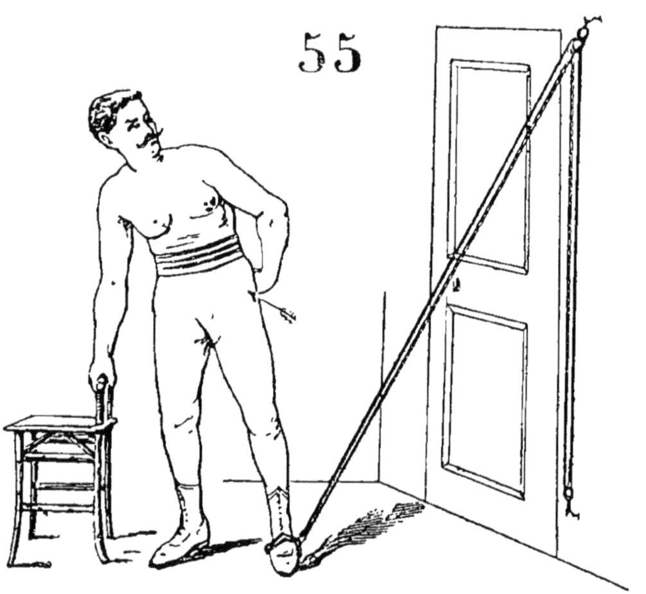

Exercice N° 32 (*suite*). — Fig. 55, MOUVEMENT

Abaisser le pied jusqu'au sol sans fléchir le genou.
Revenir à la position première et répéter.
Faire le même mouvement avec la jambe droite.

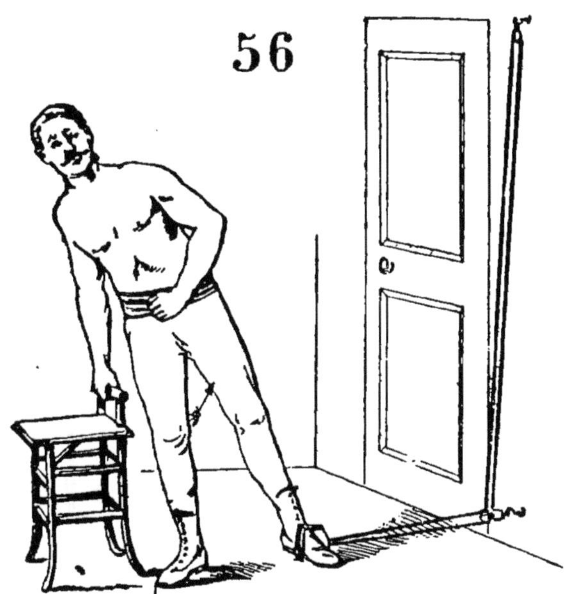

Exercice N° 33. — Fig. 56, Position

MUSCLE COUTURIER

Côté gauche à l'appareil (poignées en bas).
Pied gauche attaché aux deux poignées.
La jambe gauche étendue en dehors vers le sol.
Garder l'équilibre en s'appuyant sur une chaise.

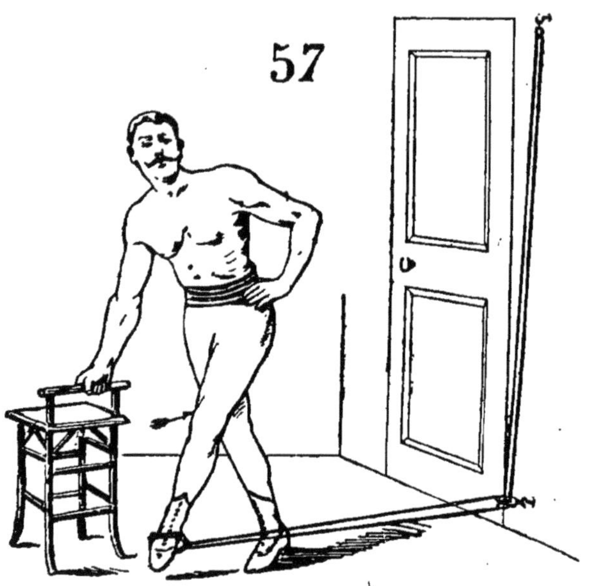

Exercice N° 33 (*suite*). — Fig. 57, Mouvement

Croiser la jambe droite autant que possible avec la jambe gauche sans ployer le genou.

Garder la jambe droite et le corps immobiles.

Revenir à la position première et répéter.

Faire le même exercice avec la jambe droite.

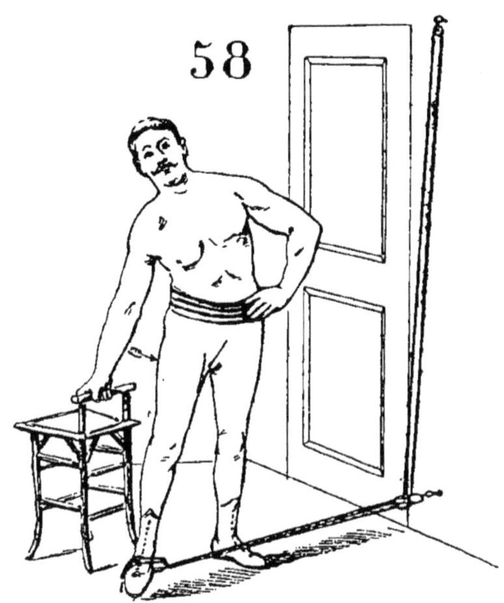

Exercice N° 34. — Fig. 58, Position

MUSCLES FESSIERS

é gauche à l'appareil (poignées en bas).

ied droit attaché aux deux poignées, jambe droite étendue en dehors vers le sol.

Garder l'équilibre en s'appuyant sur une chaise.

Mouvement. — Élever le pied en dehors aussi haut que possible et sans fléchir le genou.

Garder la jambe gauche et le corps immobiles.

Revenir à la position première et répéter.

Faire le même exercice avec la jambe gauche.

Exiger la marque ZOFRI sur l'appareil même.

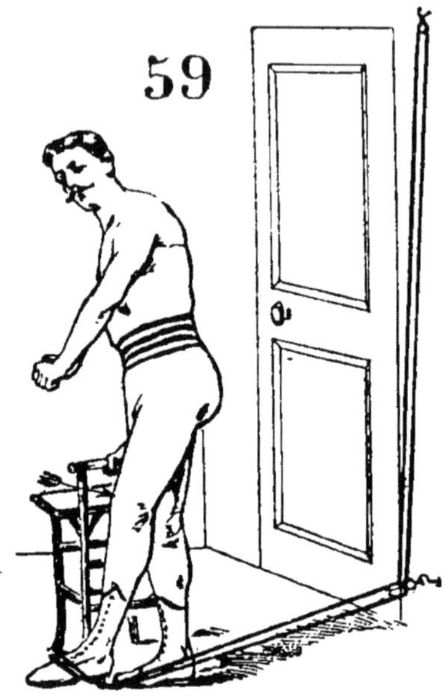

Exercice N° 35. — Fig. 59, Position

MUSCLE PSOAS-ILIAQUE, ETC.

Dos à l'appareil (poignées en bas).
Le pied gauche attaché aux deux poignées.
La jambe gauche étendue vers le sol légèrement en avant.
Garder l'équilibre en s'appuyant sur une chaise.
Mouvement. — Porter le pied en avant aussi haut que possible sans fléchir le genou.
Garder le corps et la jambe droite immobiles.
Revenir à la même position et répéter.
Faire le même exercice avec la jambe droite.

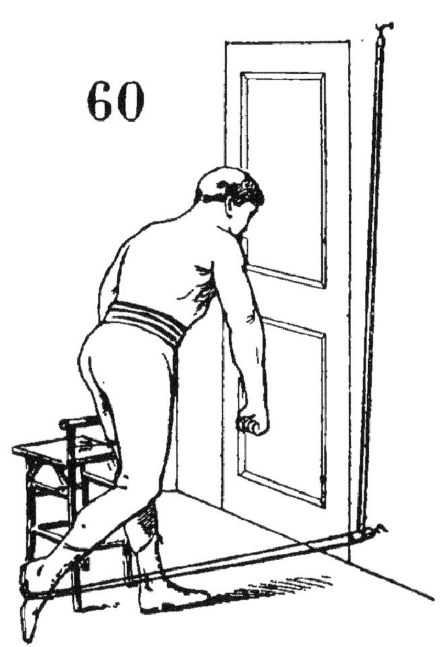

Exercice N° 36. — Fig. 60, Mouvement

MUSCLE BICEPS CRURAL

Position. — Face à l'appareil (poignées en bas).
Le pied droit attaché aux deux poignées.
La jambe droite étendue vers le sol.
Garder l'équilibre en s'appuyant sur une chaise.
Pencher le corps légèrement en avant.

Mouvement. — Ployer le genou en portant le pied en arrière et en l'air.
Revenir à la position première et répéter.
Faire le même mouvement avec la jambe gauche

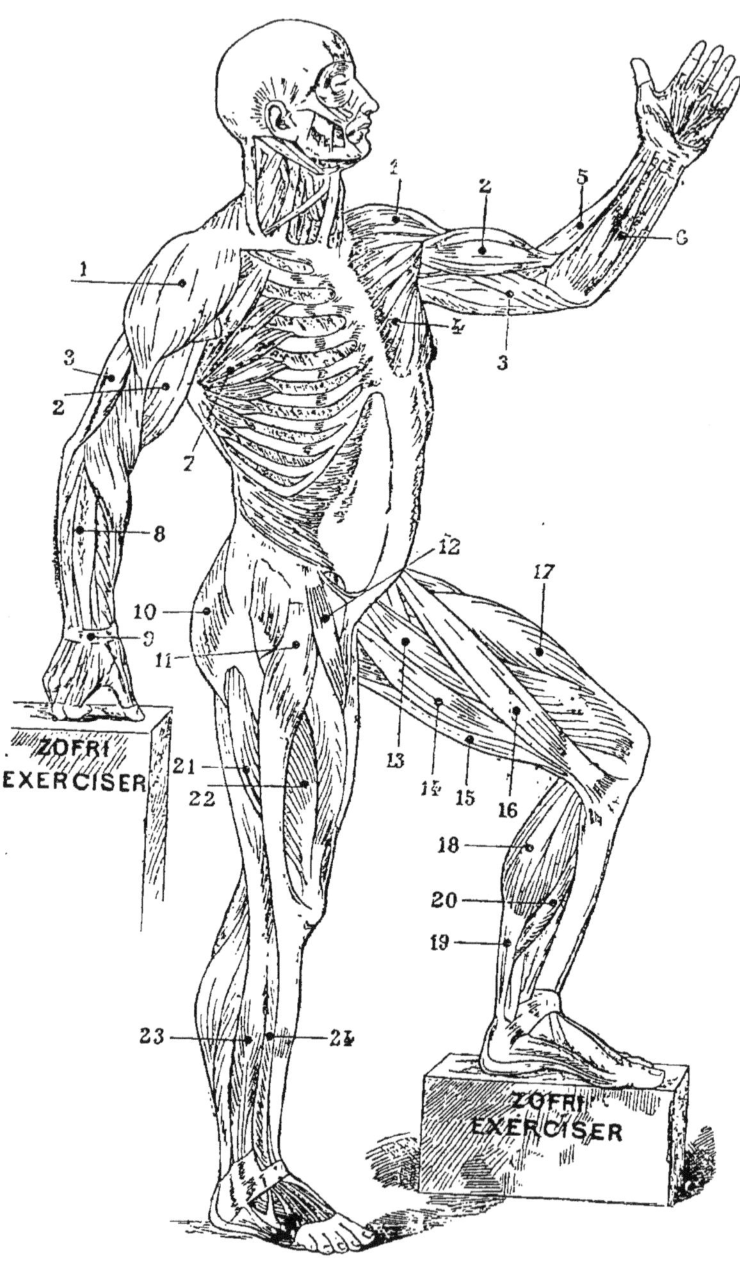

Muscles de la face antérieure du corps (voir p. 196).

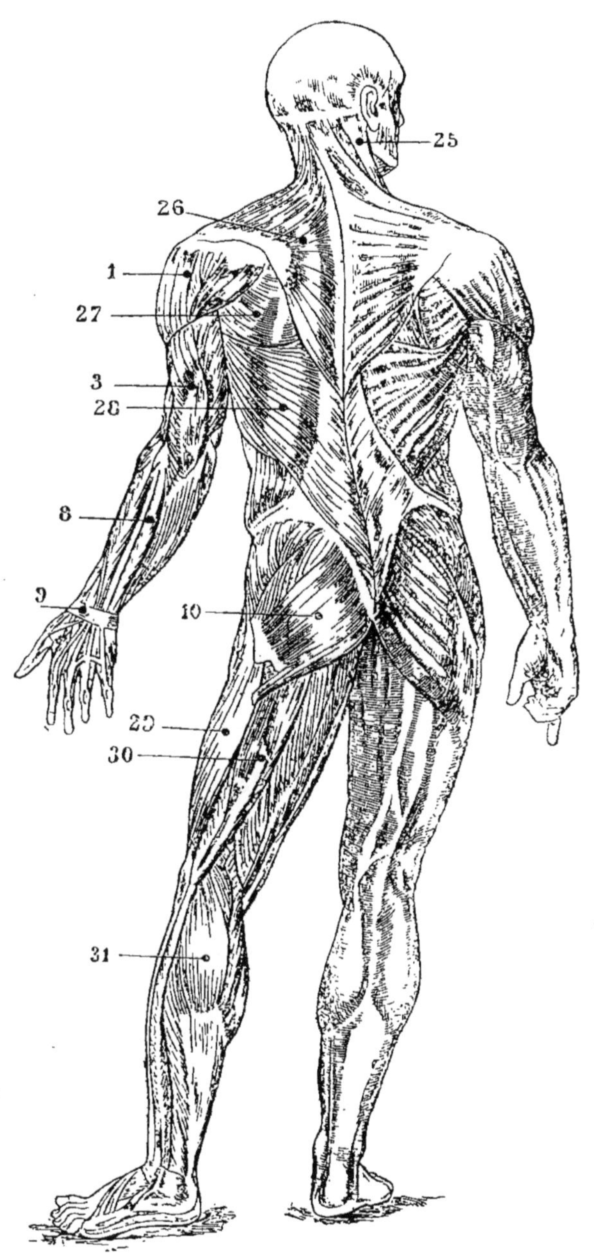

Muscles de la face postérieure du corps (voir au verso).

Muscles de la Face antérieure du Corps.

1. Deltoïde.
2. Biceps brachial.
3. Triceps brachial.
4. Grand pectoral.
5. Long supinateur.
6. Fléchisseurs.
7. Grand dentelé.
8. Extenseurs.
9. Ligament annulaire.
10. Grand fessier.
11. Tenseur.
12. Couturier.
13. Adducteur.
14. Droit interne.
15. Fléchisseurs.
16. Couturier.
17. Extenseurs quadriceps.
18. Triceps crural.
19. Tendon d'Achille.
20. Soléaire.
21. Fléchisseurs.
22. Extenseurs quadriceps.
23. Péronier.
24. Extenseurs.

Muscles de la Face postérieure du Corps.

1. Deltoïde.
2. Triceps brachial.
8. Extenseurs.
9. Ligament annulaire.
10. Grand fessier.
25. Sterno-cléido-mastoïdien.
26. Trapèze.
27. Sous-épineux.
28. Grand dorsal.
29. Vaste Externe.
30. Biceps crural.
31. Triceps crural.

Mensuration

Une des premières questions que se posent les gens qui s'intéressent à l'éducation physique et qui sont désireux d'adopter quelque forme d'exercice du corps, est celle-ci :

Suis-je bien bâti? Puis-je me comparer favorablement avec la moyenne des hommes de mon âge, de ma taille, de mon poids?

Pour la réponse, le néophyte peut s'adresser à ce tableau fréquemment reproduit par les manuels publiés par les fabricants d'appareils de gymnastique :

(Voir le tableau au verso.)

Lorsqu'il se mesurera lui-même, il sera immédiatement frappé du grand écart entre les chiffres qu'il trouvera et ceux qui s'appliquent à l'adulte qui, par le poids, la stature, etc., lui correspond dans le tableau. L'écart sera décourageant; néanmoins, que le débutant enthousiaste veuille bien songer que très peu d'individus peuvent montrer les proportions détaillées dans le tableau ci-après

Tableau de Mensuration d'un Adulte pleinement développé.

HAUTEUR	POIDS	COU	POITRINE	TOUR DE TAILLE	BICEPS	AVANT-BRAS	CUISSE	MOLLET
Mètres.	Kilogrammes.	Mètres.	Mètres.	Mètres.		Mètres.	Mètres.	
1,523	45,35 — 48,50	0,282	0,812 — 0,838	0,736	Même mesure que pour le cou.	0,225	0,380	Même mesure que pour le cou.
1,550	48,50 — 50,54	0,291	0,838 — 0,865	0,748		0,255	0,406	
1,570	50,54 — 52,60	0,304	0,865 — 0,888	0,761		0,245	0,451	
1,600	52,50 — 54,50	0,316	0,888 — 0,914	0,773		0,255	0,457	
1,625	54,50 — 57,60	0,330	0,914 — 0,939	0,787		0,265	0,482	
1,650	57,60 — 60,55	0,342	0,939 — 0,965	0,799		0,272	0,507	
1,675	60,55 — 63,50	0,355	0,965 — 0,990	0,812		0,282	0,535	
1,700	63,50 — 66,65	0,367	0,990 — 1,015	0,824		0,292	0,558	
1,725	66,65 — 70,30	0,380	1,015 — 1,041	0,838		0,300	0,584	
1,750	70,30 — 74,40	0,392	1,041 — 1,066	0,850		0,310	0,609	
1,776	74,40 — 79, »	0,406	1,066 — 1,092	0,863		0,320	0,634	
1,800	79, » — 84, »	0,418	1,092 — 1,117	0,875		0,330	0,660	
1,828	84, » — 89, »	0,451	1,117 — 1,142	0,888		0,340	0,685	

Tableau de Mensuration d'un mâle bien formé, âgé de 17 à 27 ans.

Les adultes entre 27 et 37 ans auront des mesures un peu plus fortes.

Ces chiffres sont empruntés au Tableau Anthropométrique rassemblé par le docteur Seaver, co-directeur du Gymnase de l'Université de Yale, après mensuration de plus de 2000 étudiants.

Ils représentent l'étudiant américain *typique* — mais non l'*idéal*.

Ils indiquent le développement tel que trouvé, mais non ce qu'il pourrait être.

HAUTEUR	POIDS	COU	POITRINE NORMALE	POITRINE GONFLÉE	TOUR DE TAILLE	HANCHES	BICEPS	BRAS ÉTENDU	AVANT-BRAS	POIGNET	CUISSE	MOLLET
mètres	kilog.	mètres.	mètres.	mètres.	mètres.	mètres,	mètres.	mètres.	mètres.	mètres.	mètres.	mètres.
1,570	45,360	0,310	0,736	0,787	0,621	0,795	0,240	0,209	0,209	0,138	0,437	0,304
1,600	49, »	0,316	0,761	0,812	0,634	0,812	0,246	0,215	0,215	0,144	0,450	0,310
1,625	51,260	0,322	0,787	0,838	0,660	0,824	0,253	0,221	0,221	0,152	0,470	0,316
1,650	55, »	0,330	0,812	0,863	0,672	0,850	0,265	0,234	0,234	0,158	0,482	0,330
1,675	57,150	0,336	0,824	0,875	0,697	0,863	0,271	0,240	0,240	0,158	0,494	0,336
1,700	59, »	0,342	0,838	0,888	0,711	0,875	0,285	0,246	0,253	0,164	0,507	0,342
1,726	63,500	0,348	0,863	0,914	0,736	0,890	0,291	0,253	0,259	0,164	0,519	0,355
1,750	67,600	0,355	0,888	0,939	0,761	0,914	0,310	0,259	0,265	0,170	0,533	0,361
1,776	72,600	0,367	0,914	0,965	0,775	0,939	0,316	0,279	0,279	0,170	0,545	0,367
1,800	74,400	0,373	0,939	0,990	0,787	0,951	0,330	0,285	0,285	0,170	0,558	0,373
1,828	77,100	0,380	0,965	1,015	0,812	0,976	0,336	0,292	0,292	0,177	0,584	0,380

Mensuration de Jeunes Femmes de Collège Américain.

Les chiffres suivants ont été préparés après étude de Tableaux Anthropométriques relevés dans divers Instituts d'Éducation Supérieure pour les femmes.

La mesure du bras supérieur est prise le coude droit.

HAUTEUR	POIDS	COU	POITRINE	POITRINE PLEINE D'AIR	TOUR DE TAILLE	HANCHES	CUISSES	MOLLET	BRAS	AVANT-BRAS	POIGNET
Mètres.	Kilogr.	Mètres.	Mètres.	Mètres.	Mètres.	Mètres.	Mètres.	Mètres.	Mètres.	Mètres.	Mètres.
1,523	45,400	0,291	0,685	0,758	0,576	0,818	0,494	0,310	0,240	0,195	0,159
1,550	48,100	0,297	0,691	0,762	0,584	0,858	0,508	0,316	0,246	0,203	0,139
1,570	50,880	0,304	0,711	0,774	0,602	0,863	0,526	0,330	0,253	0,209	0,145
1,600	53,560	0,310	0,730	0,774	0,621	0,888	0,555	0,336	0,265	0,215	0,152
1,625	56,800	0,316	0,758	0,787	0,640	0,914	0,564	0,348	0,271	0,221	0,152
1,650	59,900	0,322	0,773	0,800	0,660	0,939	0,584	0,355	0,278	0,228	0,158
1,675	65,500	0,330	0,795	0,824	0,678	0,965	0,609	0,367	0,290	0,234	0,164
1,700	70,800	0,336	0,830	0,880	0,711	1,015	0,634	0,380	0,304	0,240	0,164
1,726	75,300	0,342	0,850	0,900	0,736	1,042	0,646	0,392	0,316	0,246	0,170

Mesures typiques.

Les chiffres de ce tableau donnent les mesures de jeunes femmes exceptionnellement conformées. Les données en ont été recueillies, après sélection, par Miss Richards et Miss Little de la « Anderson Normal School of Gymnastics » de New Haven, Connecticut. Les mesures de la Vénus de Médicis* viennent du Professeur Weir, de la « Yale University Art School ».

HAUTEUR	POIDS	COU	POITRINE	POITRINE PLEINE D'AIR	TOUR DE TAILLE	HANCHES	CUISSES	MOLLET	BRAS ÉTENDU	AVANT-BRAS	POIGNET
mètres.	kilog.	mètres.	mètres.	mètres.	mètres.	mètres.	mètres	mètres.	mètres.	mètres.	mètres.
1,60	47,660	0,310	0,761	0,812	0,584	0,865	0,520	0,316	0,240	0,215	0,144
»	52,200	0,316	0,787	0,838	0,609	0,888	0,525	0,330	0,254	0,228	0,152
»	54,500	0,316	0,812	0,865	0,654	0,914	0,533	0,342	0,260	0,240	0,152
»	56,700	0,316	0,812	0,865	0,660	0,939	0,558	0,355	0,266	0,240	0,152
1,625	50, »	0,310	0,787	0,838	0,609	0,888	0,520	0,330	0,254	0,228	0,152
»	54,500	0,316	0,812	0,865	0,634	0,914	0,546	0,330	0,260	0,228	0,152
»	59, »	0,322	0,824	0,875	0,646	0,939	0,558	0,342	0,266	0,240	0,152
»	63,500	0,330	0,838	0,888	0,660	0,965	0,584	0,355	0,272	0,240	0,152
*1,60	»	0,312	0,851	»	0,695	0,927	0,555	0,355	0,289	0,267	0,164

ATTACHES POUR VOYAGES

Elles consistent en une sangle puissante, en deux parties, l'une longue, l'autre courte. Chacune de ces parties est munie d'un fort crochet de fer à une extrémité, et d'un bourrelet très résistant à l'autre. La partie longue est percée dans sa longueur d'ouvertures qui permettent, en y introduisant le crochet, d'adapter l'**Exerciser** selon la hauteur de la porte et la taille de la personne.

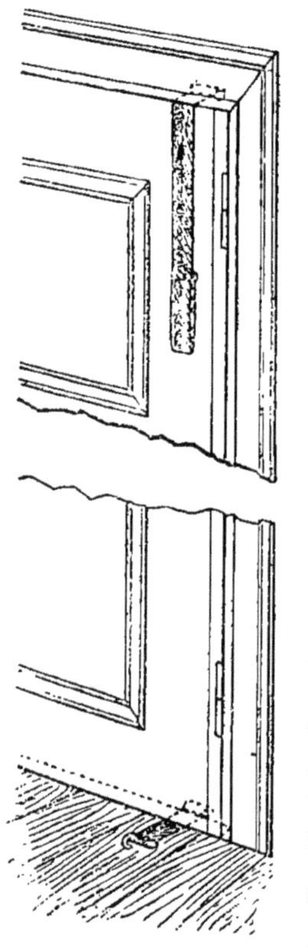

On ouvre la porte. On introduit l'extrémité-bourrelet de la partie longue entre le haut de la porte et son montant. On introduit de même la partie courte entre le bas de la porte et le plancher. Puis on ferme la porte. Il n'y a plus qu'à accrocher l'**Exerciser** aux deux crochets, en ajustant celui d'en haut à la hauteur voulue au moyen des ouvertures.

Cet agencement va à toutes les portes.

Prix : 3 francs.

Règles pour mesurer le corps

Ces règles sont extraites de la liste préparée et recommandée par l'Association Américaine pour l'Avancement de l'Éducation Physique. La liste complète contient les indications pour prendre 50 mesures environ.

Poids. — Prenez le poids du corps nu, ou bien déduisez le poids des effets d'habillement.

Hauteur. — Mesurez sans chaussure et tête nue. Tenez la tête et le corps droits, dans une position aisée, et talons joints. Le meilleur moyen d'obtenir cette position est de mettre les talons, les fesses, l'épine dorsale entre les épaules, et le derrière de la tête, en contact avec la toise.

Périmètre du cou. — Tenez la tête droite, puis passez le centimètre autour du cou à moitié chemin entre la tête et le corps, immédiatement au-dessous de « la pomme d'Adam ».

Périmètre de la poitrine. — Passez le centimètre autour de la poitrine de manière à embrasser les scapulæ ou omoplates, et couvrir le mamelon. Pendant l'ajustage du centimètre tenez les bras dans la position horizontale, puis laissez-les pendre naturellement d'un côté et de l'autre. Prenez la mesure avant et après gonflement du thorax.

Si l'on désire se rendre compte de l'élasticité ou de la mobilité extrême des parois de la poitrine, il faut prendre une troisième mesure après que l'air a été expiré et la poitrine contractée à son minimum. Pour faire l'épreuve de la puissance respiratoire, indépendamment du développement musculaire, passez le centimètre autour du corps au-dessous de la ligne pectorale et des angles inférieurs des scapulæ, de manière que le bord supérieur se trouve à cinq centimètres au-dessous des mamelons. Prenez le périmètre avant et après gonflement.

Périmètre de la taille. — Passez le centimètre autour de la partie la plus petite après une expiration naturelle.

Périmètre des hanches. — Tenez-vous droit, les pieds joints. Passez le centimètre autour des hanches, par-dessus les fessiers ou muscles des hanches.

Périmètre des cuisses. — Espacez les pieds de 15 centimètres environ, les muscles juste assez fermes pour supporter l'équilibre du corps, et le poids réparti également entre les deux jambes, puis mesurez le tour de la cuisse juste au-dessous des muscles des hanches.

Périmètre du mollet. — Talons à plat et le poids du corps supporté également par les deux pieds, passez la mesure autour du plus grand périmètre du mollet.

Périmètre du bras. — Pliez le bras ferme au coude, contractez fort le biceps en le tenant éloigné du corps dans la position horizontale, ensuite passez le centimètre autour de la partie la plus proéminente. Si vous voulez trouver le périmètre du bras sans contraction du biceps, étendez le bras dans la position horizontale et passez le centimètre autour de la partie la plus proéminente.

Périmètre de l'avant-bras. — Serrez ferme le poing, la paume de la main tournée en haut, puis mesurez le plus grand périmètre.

Périmètre du poignet. — Ouvrez la main, relâchez les muscles de l'avant-bras, puis mesurez entre l'apophyse styloïde du radius et la main.

BIBLIOTHÈQUE NATIONALE R.F. IMPRIMÉS

MENSURATION — HOMMES

Figure indiquant comment et où il faut se mesurer.

Nom.. *Age*..............................

Hauteur..............................

DATE	COU	BICEPS	BRAS	POITRINE	AVAN

Se mesure

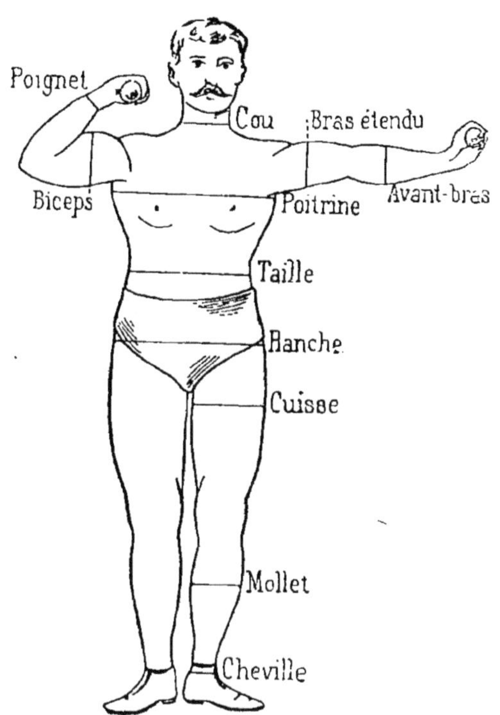

GNET	TOUR DE TAILLE	HANCHES	CUISSE	MOLLET	CHEVILLES	POIDS

rois mois.

MENSURATION — FEMMES

Figure indiquant comment et où il faut se mesurer.

Nom.. *Age*........................

Hauteur........................

DATE	COU	BICEPS	BRAS	POITRINE	AVAN

Se mesurer

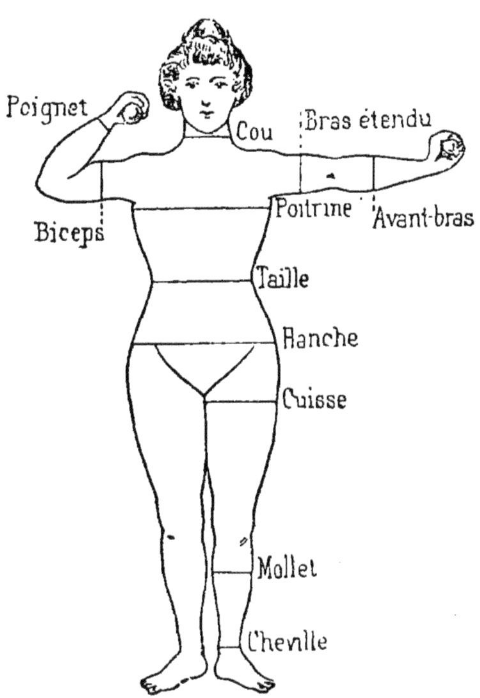

GNET	TOUR DE TAILLE	HANCHES	CUISSE	MOLLET	CHEVILLES	POIDS

rois mois.

Lois naturelles des Proportions humaines chez les deux sexes.

Par le docteur Charles ROCHET

Sculpteur, Peintre et Professeur d'Anthropologie, à Paris.

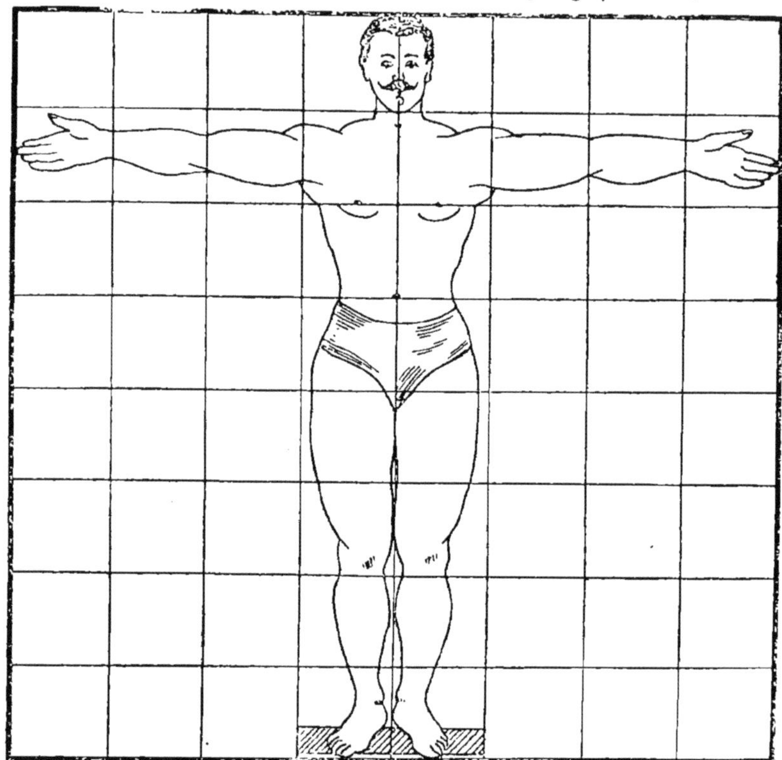

La tête. — Base de toutes les mesures. Mâles $0^m,225$. Femmes $0^m,2125$.

L'homme en carré. — 8 mesures de la tête, en long et en large.

Le tronc	3 longueurs	de la	tête.
Les cuisses, y compris les genoux.	2	—	—
Les jambes, y compris les pieds	2	—	—
Les bras avec la partie du corps à laquelle ils sont attachés.	4	—	—
L'homme assis.	4	—	—
L'homme à genoux	6	—	—

Ces mesures sont le résultat de quarante ans d'étude du corps humain, de mensurations d'individus, et de recherches dans les livres.

D'après le tableau ci-dessus, l'homme type a $1^m,828$ de hauteur, les talons étant disposés comme dans la figure, c'est-à-dire élevés de $0^m,063$.

Position debout correcte.

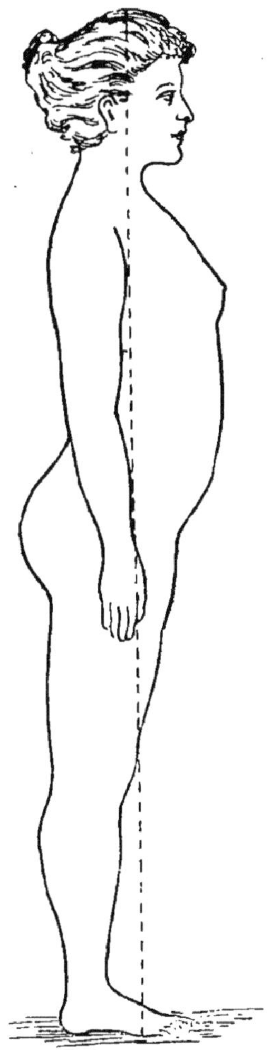

Ce dessin, emprunté au docteur J.-H. Kellogg, de Battle Creek, Michigan, représente de profil une femme âgée de 29 ans. Exécuté strictement d'après nature, on peut le considérer comme la représentation à très peu près idéale de la forme féminine.

WRIST MACHINES

Appareils pour renforcer les muscles des doigts, mains, poignets et avant-bras.

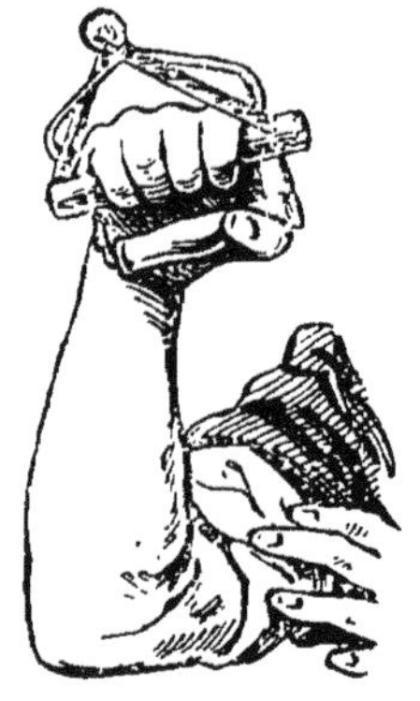

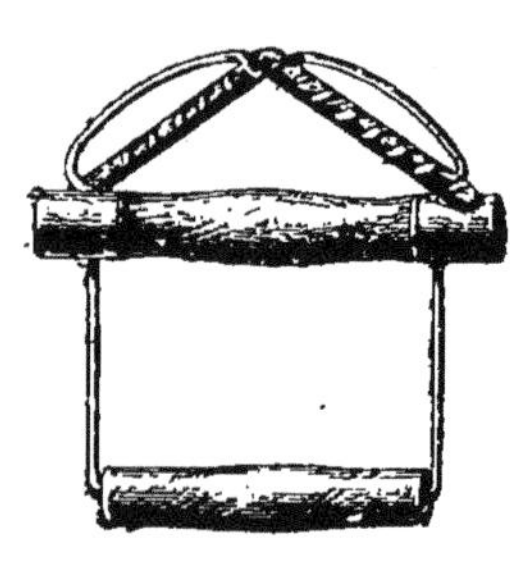

Modèle simple. . . . . **2** francs.

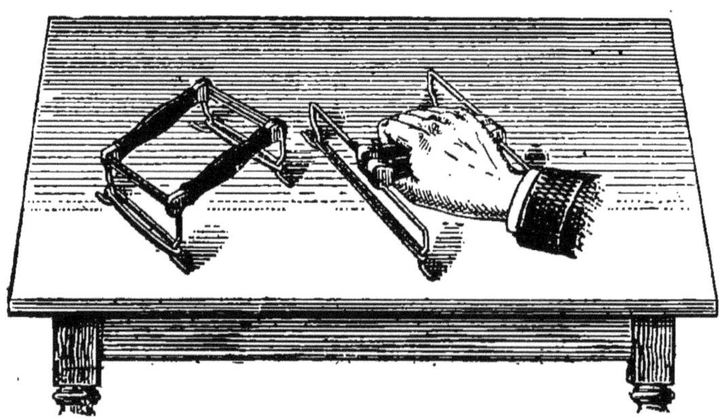

Modèle perfectionné :

Poignées bois verni . . . . **7** fr. **50**

Poignées celluloïd. . . . . **10** fr. **50**

EXTENSEURS CAOUTCHOUC

Pour le développement de la poitrine.

Modèles simples, 1 câble fixe :

Pour Enfants. . . . . **2** fr. **75**
Pour Dames. . . . . **3** fr. **25**
Pour Hommes. . . . . **4** fr. **00**

Modèle perfectionné, câbles détachables :

Poignées à cinq trous . . . . *la paire* **4** fr. **00**
Câble caoutchouc, force Dames. . . . . *la pièce* **2** fr. **25**
Câble caoutchouc, force Hommes. . . . . *la pièce* **3** fr. **00**
Câble caoutchouc, force extra. . . . . . *la pièce* **5** fr. **00**

LES CABLES DE CES EXTENSEURS

sont munis de nos attaches perfectionnées

BREVETÉ S. G. D. G.

EN FRANCE, EN ANGLETERRE ET AUX ÉTATS-UNIS

BIBLIOTHÈQUE NATIONALE R.F. IMPRIMÉS

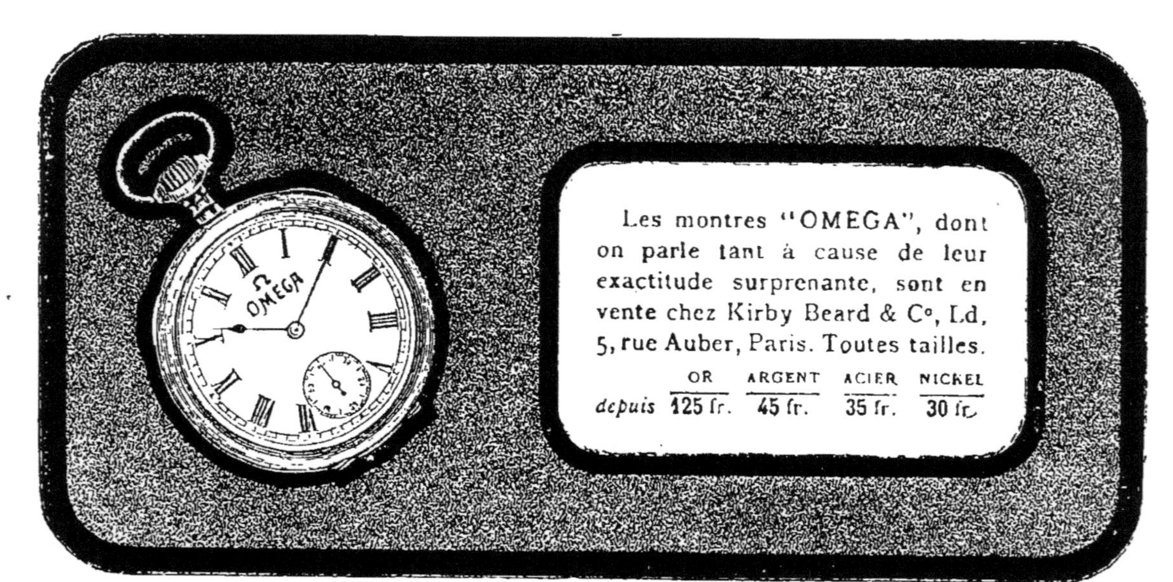
OMEGA
Les montres "OMEGA", dont on parle tant à cause de leur exactitude surprenante, sont en vente chez Kirby Beard & Cº, Ld, 5, rue Auber, Paris. Toutes tailles.
OR ARGENT ACIER NICKEL
depuis 125 fr. 45 fr. 35 fr. 30 fr.

43 908. — PARIS, IMPRIMERIE LAHURE
9, rue de Fleurus, 9.

www.ingramcontent.com/pod-product-compliance
Ingram Content Group UK Ltd.
Pitfield, Milton Keynes, MK11 3LW, UK
UKHW020454200726
13857UKWH00002B/702